fs. 5

JOSEF HOLZER

Doktor Schüßlers Heilmittel

11 Mineralsalze für die Gesundheit

Die Ratschläge und Empfehlungen in diesem Buch wurden vom Autor nach bestem Wissen und Gewissen ausgearbeitet und geprüft. Dennoch kann keine Garantie übernommen werden. Eine Haftung des Autors für Personen-, Sach- oder Vermögensschäden ist ausgeschlossen.

Mai 2005 · Zweite Auflage

Grafische Gestaltung: Athesiagrafik, Marion Prossliner
Zeichnungen: Marion Prossliner
Gesamtherstellung: Athesiadruck, Bozen

ISBN 88-8266-325-6

www.athesiabuch.it
buchverlag@athesia.it

JOSEF HOLZER

Doktor Schüßlers Heilmittel

11 Mineralsalze für die Gesundheit

VERLAGSANSTALT ATHESIA | BOZEN

Inhaltsverzeichnis

Einleitung **8**

Doktor Wilhelm Heinrich Schüßlers Leben 6

Die Naturheilungskraft 9

Das Wesen der Krankheit 13

Die Sprache der inneren Natur 18

Was braucht jede Heilung? 21

Die Ursachen von Krankheiten 22

Warum die Salze verdünnt sein müssen 25

Die Einnahme der Salze 27

Darf man Schüßlers Heilmittel mischen? 29

Wenn die Salze nicht wirken 30

Die Gesichtszeichen (die Antlitzdiagnostik) 30

Hauptteil: Die 11 Heilmittel 31

Nr. 3 Ferrum phosphoricum D12 31

Nr. 7 Magnesium phosphoricum D6 35

Nr. 2 Calcium phosphoricum D6 39

Nr. 5 Kalium phosphoricum D6 43

Nr. 4 Kalium chloratum D6 47

Nr. 8 Natrium chloratum D6 51

Nr. 9 Natrium phosphoricum D6 56

Nr. 1 Calcium fluoratum D12 59

Nr. 11 Silicea D12 63

Nr. 10 Natrium sulfuricum D6 67

Nr. 6 Kalium sulfuricum D6 71

Register: Die wichtigsten Krankheiten 75

Die Lebensdaten Doktor Schüßlers

- Doktor Wilhelm Heinrich Schüßler wurde am 21. August 1821 in Bad Zwischenahn in der Nähe von Oldenburg geboren.
- Sein Vater war Steuerbeamter, er verdiente jedoch nicht viel Geld. Schüßler konnte daher nicht studieren, obwohl er sehr begabt war. Im Selbststudium erlernte er viele Sprachen wie Latein, Italienisch, Französisch, Griechisch, Englisch und Spanisch. Sehr interessierte ihn die Homöopathie von Hahnemann, so dass er homöopathischer Laienbehandler wurde.
- Sein Bruder bemerkte den Enthusiasmus und unterstützte ihn schließlich, so dass Schüßler 1853 das Medizinstudium in Paris mit über 30 Jahren beginnt.
- 1854 studiert er in Berlin.
- 1855 promoviert Schüßler zum Dr. med. in Gießen und anschließend folgt ein Studium in Prag.
- 1857 macht Schüßler nachträglich das Abitur am alten Gymnasium in Oldenburg.
- 1858 bekommt Dr. med. Schüßler seine Zulassung als Arzt und Geburtshelfer und er beginnt seine ärztliche Tätigkeit in Oldenburg.
- Er widmet seine Arbeit ausschließlich der Homöopathie und verfasst auch einige Schriften darüber.
- Doktor Schüßler wendet sich von der Homöopathie ab, da ihn die Fülle der Mittel und das ständige Einführen neuer Mittel stört. Er geht daraufhin neue Wege und sucht nach einer scharf umgrenzten Therapie. Es ist die Geburtsstunde der Biochemie (der Lebenschemie), wie Schüßler seine Therapie später nur noch nennt.
- 1872 beginnt er die Arbeit mit der abgekürzten Therapie.
- 1873 erscheint der erste Artikel mit dem Titel »Eine abgekürzte homöopathische Therapie« in der »Allgemeinen Homöopathischen Zeitung«. Er erntet dafür viel Lob, aber auch viel Kritik, vor allem von Seiten der Homö-

opathen. So grenzt sich Schüßler ganz von der Homöopathie ab.

- 1874 erscheint die erste Auflage seines Büchleins mit dem Titel: »Eine abgekürzte Therapie«. Zu Lebzeiten erscheinen vierundzwanzig Auflagen dieses Heftchens. Die fünfundzwanzigste Auflage korrigiert er noch und schreibt, dass jetzt nichts mehr verändert werden sollte. Er sollte jedoch das Erscheinen nicht mehr erleben.
- 1898 am 30. März stirbt Doktor med. Wilhelm Heinrich Schüßler an den Folgen eines Schlaganfalls.

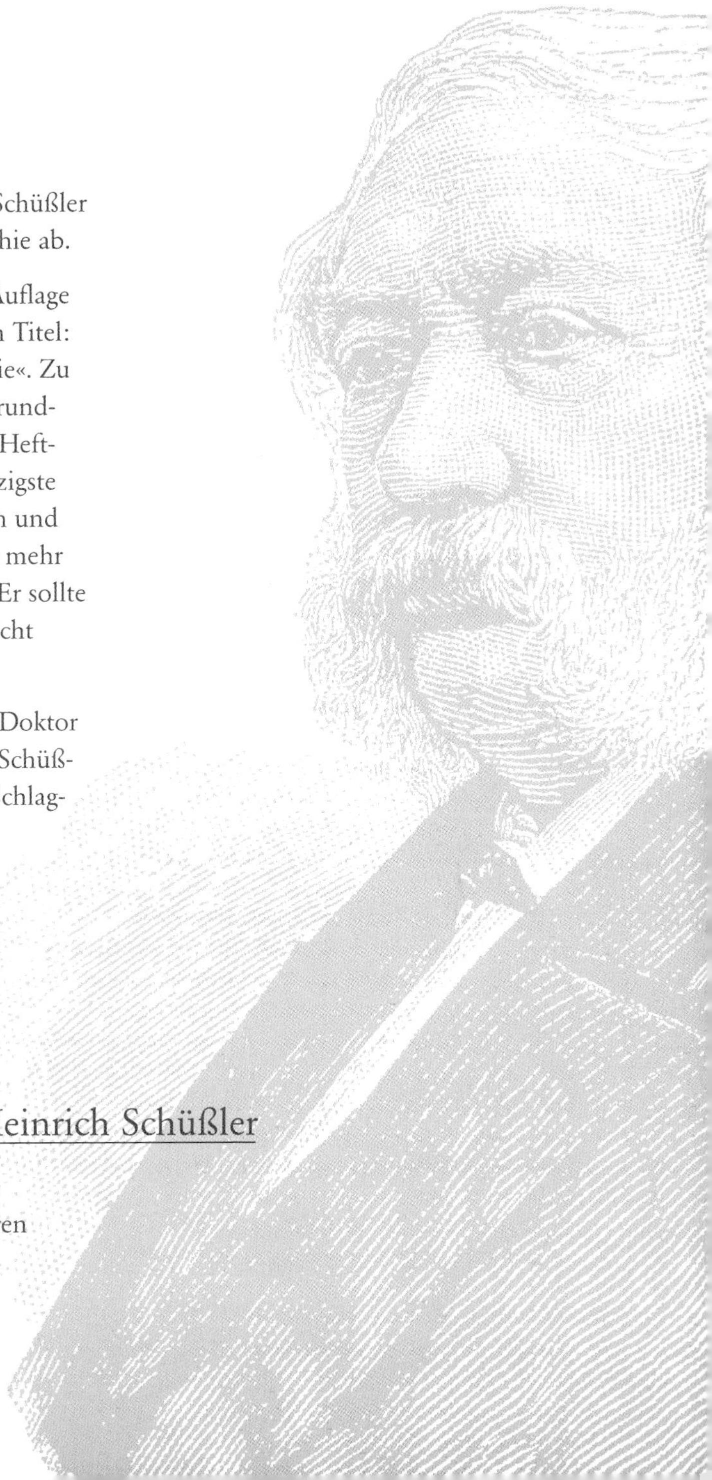

Doktor Wilhelm Heinrich Schüßler

wurde am 21. August 1821
in Bad Zwischenahn geboren
und ist am 30. März 1898
in Oldenburg gestorben.

Einleitung

Drei Gründe haben mich veranlasst, ein Buch über die Schüßlersalze zu schreiben.

Das Buch sollte:

1. einfach so kurz wie möglich und für den Hausgebrauch sein;
2. die Wichtigkeiten klar herausstellen, um das Wesentliche der Anwendung nicht zu verlieren;
3. die Therapie ins rechte Licht stellen und die Philosophie von Doktor Schüßler aufzeigen!

Die meisten Bücher über die Schüßlersalze sind sehr ausführlich geschrieben, so dass es für den Einsteiger sehr schwierig ist, das Wesentliche der Therapie herauszulesen und zu verstehen. Der Überblick geht meist verloren, aber gerade dieser ist zum Verständnis und bei der Auswahl des richtigen Heilsalzes wichtig. Ich habe versucht, alles, was den Leser verwirren kann wegzulassen, um den Einstieg in die Anwendung der Schüßlersalze zu erleichtern. Ich habe mich bei den Ausführungen sehr an die Erklärungen Schüßlers gehalten, und auf wissenschaftliche Ausarbeitungen verzichtet. Trotzdem ist die Therapie ein sehr komplexes System und man muss sich lange damit beschäftigen, um die Reichweite der ganzen Therapie zu erkennen. Mir ist es wichtig zu zeigen, dass die Behandlung mit den Mineralsalzen nach Doktor Schüßler einen ganz klaren Anwendungsbereich und klare Grenzen hat.

Dieser Leitfaden soll Hilfe geben, die Mineralsalze im Sinne des Schöpfers bei einfachen Krankheiten anzuwenden. Es soll ein Buch für Therapeuten und für die ganze Familie sein.

Der Verfasser

Brixen, im Herbst 2004

»Natura sanat, medicus curat morbos«
»Die Natur heilt, der Arzt pflegt«

C. W. Hufeland

Die Naturheilungskraft

So wie jede Krankheit der Natur entspringt, so ist auch die Heilung immer ein Werk der Natur, die Kunst ist nur ihr Gehilfe, und heilt nur durch sie.

C. W. Hufeland 1837

Wir besitzen eine innere Heilungskraft, die ständig durch ein unermüdliches Bestreben nach Gesundheit ringt. Ohne diese Naturkraft wäre ein Leben und unsere Gesundheit gar nicht möglich. Wir erfahren es jeden Tag, dass wir ohne Hilfe Krankheiten ausheilen. Wunden heilen wieder zu, der Hexenschuss, der uns Wochen geplagt hat, verschwindet über Nacht, der Schnupfen heilt, das Fieber sinkt plötzlich nach einem starken Schweißausbruch, die Verstauchung, die ich mir beim Spielen zugezogen habe, spüre ich nicht mehr … Kein Mensch zweifelt an diesem wunderbaren Werk der inneren Natur. Jeder Arzt weiß auch genau, dass nicht er es ist, der diese Krankheiten heilt, sondern unsere innere Natur. Es gilt nur die Bedingungen zu schaffen, dass die Heilungskraft ungehindert ihr Werk vollenden kann (Gips; Schiene; Verordnen von Ruhe oder Bewegung …). Da also jeder Heilungsprozess durch die innere Natur bewirkt wird, gilt es, so wenig wie möglich störend einzugreifen.

Gesundheit

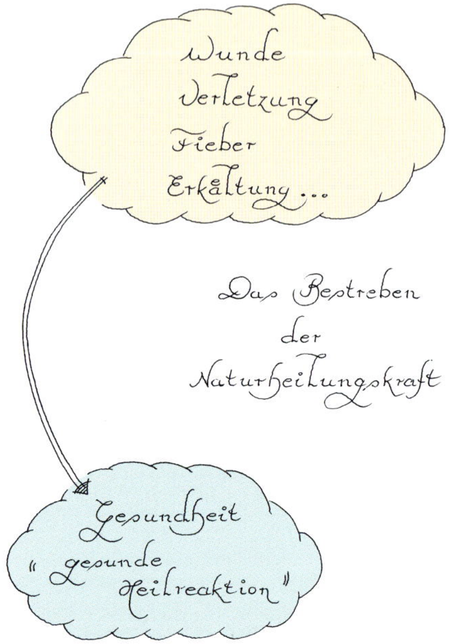

In diesem Sinne sind Fieber, Schnupfen, Verletzungen und Schmerzen ... gar keine Krankheiten, solange die innere Naturkraft die Heilung bewirkt. Nein, es spricht für eine starke Gesundheit, wenn unsere innere Natur solche Störungen abheilt. Oft braucht der Körper eine Krankheit, um wieder ganz gesund zu werden. Es ist ähnlich wie mit den Problemen im Alltag, die erst durch einen richtigen Streit wieder ausgeräumt werden. In der menschlichen Natur ist das vergleichbar mit einem kränkelnden Organ. Erst durch eine richtige Entzündung (Streit, Heilreaktion) wird das Organ wieder ganz leistungsfähig und gesund.

Ich bin überzeugt, dass die meisten Krankheiten von ganz alleine ausheilen würden (auch ohne Therapie), wenn wir dem Körper die nötige Heilungszeit zugestehen würden. Aber wir leben in einer Zeit, in der für Gesundheitsstörungen kein Platz ist. Es sind lästige Übel, die keiner will. Jeder weiß es von sich selbst, dass eine Krankheit immer zum ungünstigsten Zeitpunkt kommt. Jedoch müssen wir immer bedenken, dass Schmerzen, Fieber, Ausschläge und anderes, Schreie des Körpers sind, dass etwas nicht in Ordnung ist. Wir müssen sie beachten und dürfen sie nicht betäuben und unterdrücken. Sie sollen uns zeigen, auf welche Art und Weise wir der inneren Natur helfen können.

BEACHTE

Jedes Krankheitszeichen ist immer ein Zeichen des Ringens der inneren Natur um Gesundheit. Unterdrücke sie nicht, sondern hilf ihr in ihrem Bestreben!

Wie schnell greifen wir aber zu solchen »unterdrückenden« Mitteln! Niemand will lange »krank« sein, denn die Arbeit in der Firma ruft. »Gerade jetzt muss ich krank werden!«, so sagen wir uns. Aber den idealen Zeitpunkt für eine Erkrankung gibt es nicht. Wer nimmt sich schon zwei Wochen Zeit und bleibt bei einem Fieberschub oder bei Schmerzen zu Hause? Es ist viel einfacher, ein fiebersenkendes oder ein betäubendes Mittel zu nehmen, und zu glauben man wäre gesund. Wir hindern aber die Heilkraft in ihrer Tätigkeit.

Doktor Schüßler schreibt dazu:

Dieses Handeln ist naturwidrig. Der Umstand, dass trotz einer naturwidrigen Behandlung viele Personen mit heiler Haut davonkommen, beweist, dass viel dazu gehört, einen kranken Menschen kunstgerecht umzubringen.

Unsere innere Natur ist so genial, dass sie es trotz solcher Behandlungen immer wieder schafft, die Gesundheit herzustellen. Allzu oft sollten wir die Natur nicht herausfordern, sonst kann es sein, dass sie blockiert. Und dann wundern wir uns, wenn die Heilkraft streikt! Ja oft ärgern wir uns darüber. Die Schmerzen verschwinden nicht mehr, oder kommen immer wieder zurück, man ist ständig müde, eine Wunde will nicht abheilen usw. Jetzt wird therapeutische Hilfe nötig.

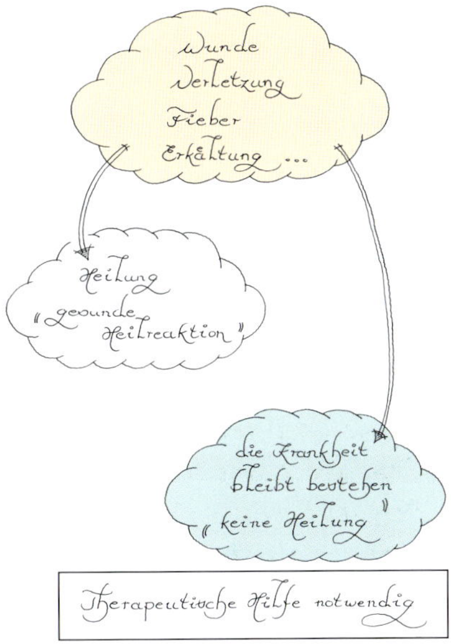

Wir sollten die Heilungskraft achten, sie respektieren, sie unterstützen, ihr danken, und uns nicht über sie ärgern, denn nur sie kann jede Krankheit heilen!

So wie jede Gesundheit, so ist auch die Krankheit immer Ausdruck unserer inneren Natur.

C. W. Hufeland

Die Biochemie und die Naturheilkraft

Doktor Schüßler schreibt:

Das biochemische Heilverfahren liefert dem Heilbestreben der Natur die an betreffenden Stellen fehlenden natürlichen Mittel: die anorganischen Salze (die Mineralsalze).

Schüßlers Biochemie unterstützt die Naturheilkraft in ihrer Arbeit in idealer Weise. Die Biochemie liefert dem Heilbestreben der Natur genau die Salze, die sie zur Heilung benötigt. Sie kann einen Heilungsprozess nicht unterdrücken, da die Mittel körpereigene Salze sind und in sehr verdünnter Form eingenommen werden. Die Biochemie ist daher die natürlichste aller Therapien.

Die zwei Arten von Menschen

- Die Menschen, die zu viel tun
  Da die Naturheilkraft auch ohne unser Dazutun ständig arbeitet, sollten wir nicht bei jeder Erkrankung in diesen Heilungsprozess eingreifen, auch nicht mit natürlichen Mitteln. Jede Krankheit ist ein Training für die Heilkraft und sollte als solches betrachtet werden. Nach jeder durchgemachten Erkrankung, die der Körper selber ausheilt, geht die Natur gestärkt hervor. Dies kann man oft bei Kindern sehen, die nach einer Krankheit große Entwicklungsschritte machen.
- Die Menschen, die zu wenig tun
  Es gibt Menschen, die glauben, dass der Körper alles alleine kann und nie eine Hilfe braucht. Da die Heilkraft jedoch nicht immer ihr Werk vollbringen kann, sollten wir ihr in solchen Fällen helfen. Die Hilfe sollte – wenn möglich – eine natürliche sein.

Das Zuvieltun und das Zuwenigtun – beides ist nicht gut.

Es gibt natürlich auch Situationen, die zum Beispiel starke chemische

Schmerzmittel, Operationen oder intensive ärztliche Hilfe erfordern. In diesen Fällen darf nicht gezögert werden, ärztliche Hilfe in Anspruch zu nehmen. Da man dies als Laie nicht beurteilen kann, sollte bei allen Krankheiten eine ärztliche Abklärung erfolgen.

Das Wesen der Krankheit

Zwei Leitsätze prägen die gesamte Arbeit von Doktor Wilhelm Schüßler:

- »Das Wesen der Krankheit ist die pathogen (krankhaft) veränderte Zelle.
  von Rudolf Virchow, Pathologe (1821–1902)

- »Die Krankheit der Zelle entsteht durch den Verlust an anorganischen Salzen (Mineralsalzen).«
  von Jakob Moleschott (1822–1893)

Ich möchte einen Leitsatz hinzufügen:

- Die Biochemie heilt Krankheiten der Zellen (das Wesen der Krankheiten). Für die Ursachen ist der Patient zuständig!

Die gesunde Zelle

Der ganze Körper besteht aus kleinsten lebenden Elementen, den Körperzellen. Der ganze Körper besteht aus über siebzig Billionen (70.000.000.000.000) Zellen.

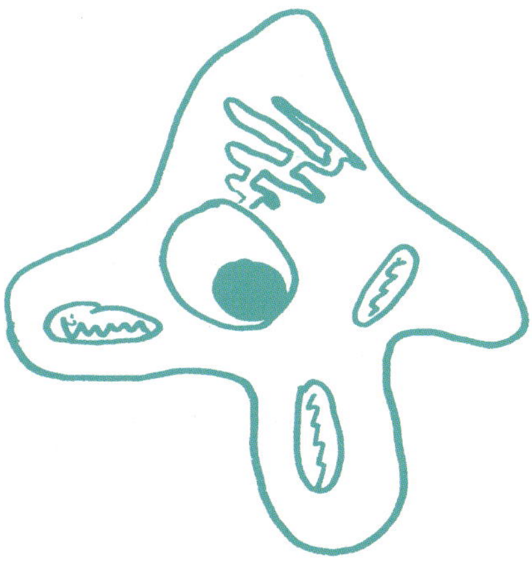

Schließen sich mehrere Zellen zusammen, um eine bestimmte Aufgabe im Körper zu erfüllen, sprechen wir von einem Organ: Leber, Nieren, Nerven, Gehirn, Haut, Knochen, Muskeln, Herz, Magen, Darm … Alle Funktionen im Körper hängen von der Tätigkeit, von dem Leben dieser Zellen ab. So haben Knochenzellen die Aufgabe das Skelettgerüst zu bilden. Die Verdauungsorgane spalten mit ihren Verdauungssäften die Nahrung auf und sind für deren Aufnahme zuständig. Der Darm scheidet den Rest der Nahrung aus, die Muskelzellen müssen die Bewegung ermöglichen, das Gehirn ermöglicht das Denken, die Nieren scheiden überschüssiges Wasser aus, die Lungen nehmen den frischen Sauerstoff auf und geben den verbrauchten (Kohlendioxyd) wieder ab, das Blut transportiert die Speisenahrung und Luftnahrung zu den Zellen, die Haut hat die Aufgabe, eine Schutzhülle zu bilden und die Wärme zu regulieren, alle Zellen haben die Aufgabe, Energie und Wärme zu produzieren … Jede Zelle ist ein eigenständiges Lebewesen, und die Zusammenarbeit aller Zellen ist das Wunder der menschlichen Natur. Arbeiten die Zellen störungsfrei, sind wir gesund. Ist die Funktion von Zellen gestört, entstehen Krankheiten.

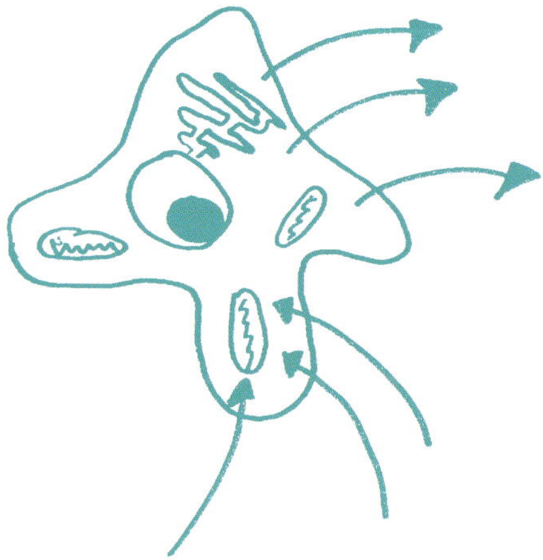

FUNKTIONEN

Alle Zellen und Organe haben die Aufgabe, Funktionen in der Gesamtheit der menschlichen Natur zu übernehmen:

- Bewegung
- Denken
- Spüren und Sensibilität
- Energieproduktion
- Wärmeproduktion
- Abwehrfunktionen
- Sauerstoffaufnahme
- Blutkreislauf
- Nahrungsaufspaltung
- Nahrungsaufnahme
- Entgiftung
- Emotionen
- … usw.

Akute Krankheit und ihre Heilreaktion

Trifft ein Reiz (Erreger, Verletzung …) den Körper oder die Zelle, versucht die Natur, diesen Reiz abzuwehren. Bei dieser Abwehrreaktion (Krankheitsreaktion) ist die Tätigkeit der Zellen erhöht und dabei gehen der Zelle Mineralsalze verloren. Es entsteht ein Mangel, das Wesen der Krankheit, den die Natur durch Symptome zeigt. Wir sind krank.

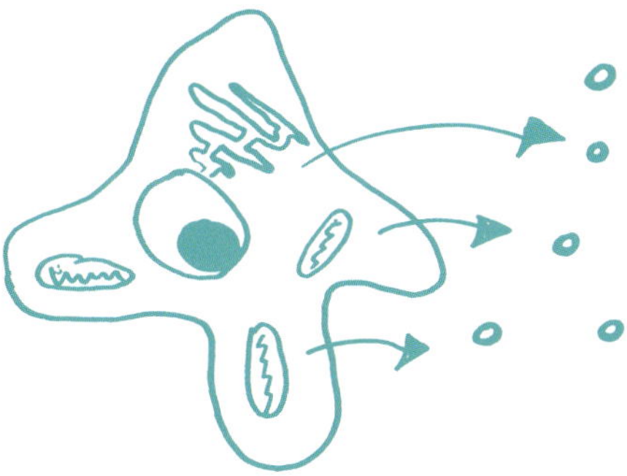

Bei jeder Krankheit (Abwehrreaktion) gehen der Zelle Mineralstoffe verloren

Diese verloren gegangenen Salze (der Mangel) müssen wieder ersetzt werden. Gesunde Zellen besitzen die Fähigkeit, die Salze wieder aufzunehmen. Wir heilen eine Krankheit schnell wieder aus, und werden gesund. Wir sprechen von einer gesunden Heilreaktion. Es spricht nicht nur für eine gute Gesundheit, nicht krank zu sein, sondern auch, wenn Krankheiten schnell ausheilen.

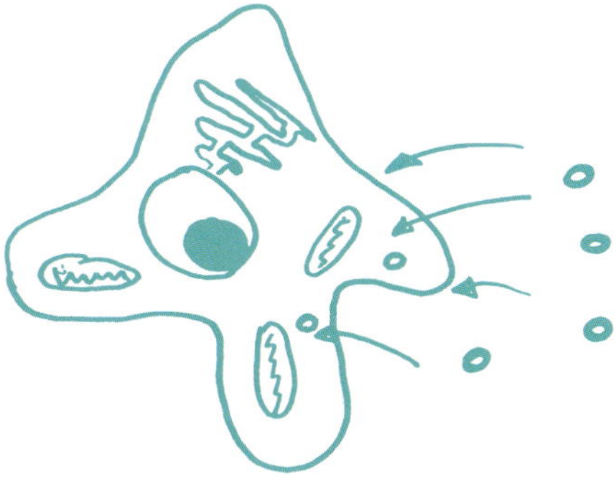

Die Zelle nimmt die bei der Krankheit verloren gegangenen Salze aus der Umgebung wieder auf:
»gesunde Heilreaktion«.

Doktor Schüßler schreibt:

Die pathogen (krankhaft) veränderten Zellen, das heißt die Zellen, welche ein Defizit an einem ihrer Mineralien erlitten haben, bedürfen einer Deckung mittels eines homogenen (gleichen) Mineralstoffes.

Akute Krankheit, die nicht heilt oder chronische Krankheit

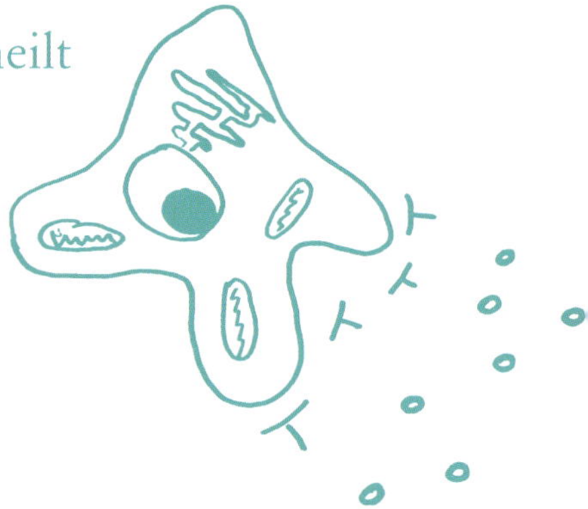

Verliert die Zelle die Funktion, den entstandenen Mangel wieder aufzufüllen, bleibt der Mangel und somit die Krankheit bestehen. Die Natur schafft es nicht mehr, das gesunde Gleichgewicht wieder herzustellen. Die Naturheilungskraft ist gestört. Es wird therapeutische Hilfe nötig!

Doktor Schüßler schreibt:

Zögert die spontane Heilung, ist therapeutische Hilfe notwendig.

Die Aufnahme der Mineralsalze in die Zelle ist gestört. Sie kann den durch die Abwehrreaktion entstandenen Mangel nicht mehr ausgleichen. Wir sind krank und werden nicht wieder gesund.

Behandlung

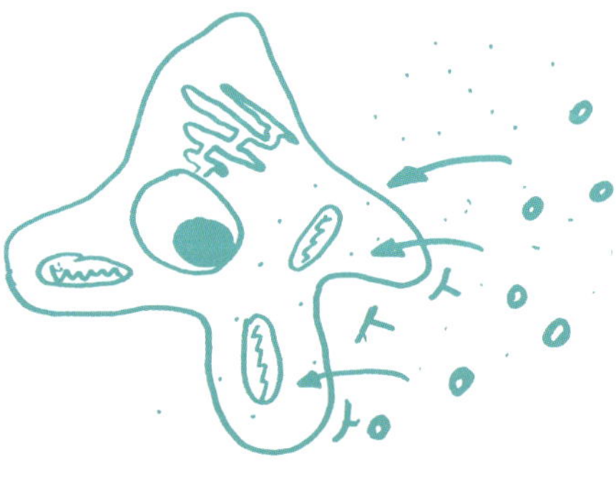

Das Ziel der Therapie muss es sein, den Zellen zu helfen, ihre gesunde Funktion wieder zu erlangen, so dass sie selbst wieder in der Lage sind, ihre Salze aufzunehmen. Das Ziel der Therapie ist es daher, die gestörte Zellfunktion zu regulieren. Es geht nicht um die Auffüllung des Mangels.
Die biochemischen Salze ersetzen nicht die verloren gegangenen Salze. Sie aktivieren deren Aufnahme in die Zelle. Die wieder gesunden Zellen sind dann in der Lage, selbstständig zu arbeiten:
»Heilung«
Schüßler spricht von Funktionsmitteln!

Doktor Schüßler schreibt:

Durch mein Heilverfahren werden Störungen, welche in der Bewegung der Moleküle der anorganischen Stoffe (Mineralstoffe) entstanden sind, mittels homogener (gleichartiger) Stoffe ausgeglichen.

Die Schüßlersalze stellen die gesunde Funktion der Zelle wieder her. Dieses Ziel haben alle natürlichen Therapien. Sie erreichen dies indirekt, indem sie Heilreize setzen und somit die Gesundheit anregen.

Die Biochemie ist die einzige Therapie, die gezielt versucht, Krankheiten mit körpereigenen Salzen zu behandeln. Sie setzt genau diejenigen Salze ein, die beim Krankheitsprozess verloren gegangen sind. Um zu wissen, welches Mineralsalz verloren gegangen ist, gibt uns der Körper Krankheitszeichen, die Symptome. Da es aber nicht um die Auffüllung der fehlenden Salze geht, sondern um die Regulierung der Zelltätigkeit, müssen die Mineralsalze verdünnt genommen werden (siehe weiter Verdünnung).

»Die Schüßlersalze wirken auf das Wesen der Krankheit«

Doktor Schüßler schreibt:

Wenn ein krankhafter Reiz eine Zelle trifft, so wird ihre Tätigkeit dadurch anfangs verstärkt, weil sie bemüht ist, den Reiz abzustoßen. Verliert sie in der Folge dieser Tätigkeit einen Teil ihrer mineralischen Funktionsmittel, so ist sie krankhaft verändert. Die krankhaft veränderten Zellen, das heißt die Zellen, die einen Mangel an einem ihrer Mineralien erlitten haben, bedürfen einer Deckung mittels eines gleichen Mineralstoffes. Eine solche Deckung kann, durch das Heilbestreben der Natur, sich vollziehen, indem aus den Zwischenräumen der Zellen die erforderlichen Stoffe in die Zellen eintreten. Zögert die spontane Heilung, so ist therapeutische Hilfe notwendig. Zu diesen Zwecken verabreicht man die Mineralstoffe in Molekularform. Die

Moleküle treten durch die Mundschleimhaut in das Blut und verteilen sich in alle Richtungen. Diejenigen Moleküle, welche in den Krankheitsherd gelangen, vollziehen dort eine lebhafte Molekularbewegung, in welche gleiche Stoffe aus der Nachbarschaft treten. Diese Stoffe gelangen in die krankhaft veränderten Zellen und somit kommt Heilung zustande. Die Zellen sind dann wieder in der Lage, sich selbständig zu bewegen.

Die Sprache der inneren Natur

Jedes Symptom
ist ein Zeichen, dass die Natur aus dem Gleichgewicht geraten ist. Es ist ein Zeichen von gestörter Zellfunktion.

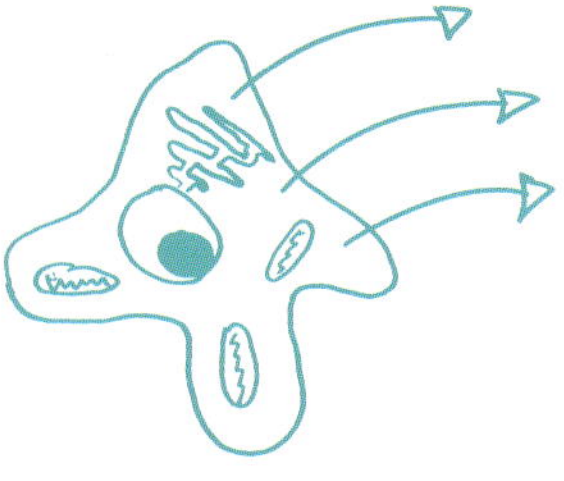

Eine Zellfunktionsstörung führt zu Krankheitssymptomen

Symptome sind Warnsignale des Körpers. Sie machen deutlich, dass irgendetwas nicht in Ordnung ist, dass die Natur aus ihrem Gleichgewicht geraten ist! Symptome sind nie die Ursache, sondern Zeichen, mit denen uns die innere Natur zeigen will, in welchem Zustand sie sich befindet.

Man sollte also diese Notsignale niemals betäuben oder unterdrücken.

Beim einen werden die Schmerzen besser durch Wärme, beim anderen durch Kälte, der Dritte liebt die Bewegung und der Vierte kann sich gar nicht bewegen, er muss nur ruhig liegen. Ein anderer wieder hat weniger Beschwerden im Stehen, der nächste kann nur gehen und nicht stehen, der eine hat beim Schnupfen einen gelben Schleim, der nächste einen weißen, beim nächsten rinnt das Wasser nur so herunter … Immer sind es andere Zustände, in denen sich die Natur befindet. Dies ist die Sprache des Körpers, die wir entschlüsseln müssen. Die Biochemie achtet gerade auf solche unterschiedliche Zeichen, um das passende Mittel für die Heilung zu finden. Daher ist es das Wichtigste, die Eigenschaften der 11 Mineralsalze sehr genau zu kennen. In den Mittelbildern wird genau beschrieben, welches Heilmittel für welche Krankheitszeichen sprechen. Studiere sie sehr genau, und du wirst schnell erkennen, welches Mittel die innere Natur für ihren Heilungsprozess braucht!

Die Art und Weise des Symptoms zeigt uns, welches Mineralsalz der Zelle verloren gegangen ist und welches sie zur Heilung benötigt!

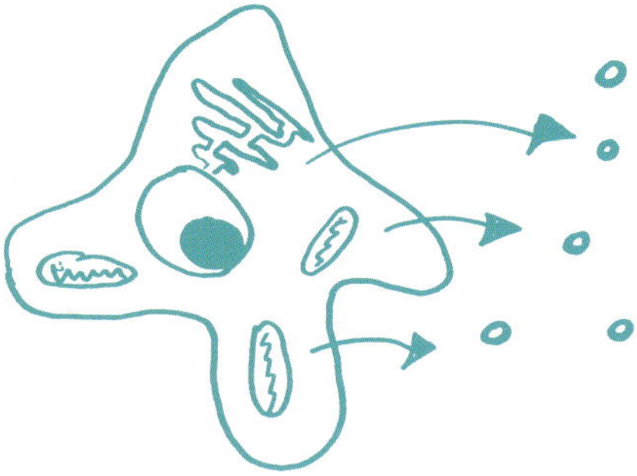

Zum Beispiel Schnupfen

- Schnupfen mit weißem Schleim → Kalium chloratum
- Schnupfen mit gelbem Schleim → Kalium sulfuricum
- Fließschnupfen (klares Wasser) → Natrium chloratum
- Schnupfen mit Eiter → Silicea und Natrium phosphoricum
- Schnupfen mit grünlichem Wasser → Natrium sulfuricum
- Gelbe, honiggelbe Borken → Natrium phosphoricum

Die Farbe und die Konsistenz des Schleims zeigen uns, welches Mineralsalz zur Heilung benötigt wird, welches Mineralsalz beim Krankheitsprozess verloren gegangen ist. Die Kunst der ganzen Behandlung besteht darin, zu erkennen, in welchem Zustand die innere Natur blockiert ist, welcher Zustand die Natur hindert, ihr gesundes Gleichgewicht zu finden! Der Körper bringt seinen Krankheitszustand jedoch nicht immer klar zum Ausdruck. Obwohl es nur 11 Mineralsalze sind, die Doktor Schüßler angewendet hat, ist die Anwendung daher öfters sehr schwierig. Es dauert Jahre, bis man die meisten Symptome unterscheiden kann. So wie das Spielen ei-

nes Musikinstruments eine Kunst ist, so ist auch die Biochemie eine Kunst, die man langsam erlernen muss. Mit jedem Heilungserfolg steigt jedoch das Vertrauen und das Interesse, die Mittel immer besser kennen zu lernen!
Das Auspendeln der Salze oder das Austesten durch kinesiologische Muskeltests ist nicht im Sinne Doktor Schüßlers.

Doktor Schüßler arbeitete mit folgenden 11 Mineralsalzen

- Ferrum phosphoricum
- Magnesium phosphoricum
- Calcium phosphoricum
- Kalium phosphoricum
- Kalium chloratum
- Natrium chloratum
- Natrium phosphoricum
- Calcium fluoratum
- Silicea
- Natrium sulfuricum
- Kalium sulfuricum

BEACHTE NOCH

Es ist nicht die Aufgabe der Mineralsalze Gesundheitsvorsorge zu betreiben. Die Biochemie dient der Behandlung von Krankheiten. Entweder ich bin krank und brauche bestimmte Salze zur Heilung oder ich bin gesund und muss durch eine gesunde Lebensweise meine Gesundheit erhalten und stärken. Ein bisschen Gesundheit oder ein bisschen Krankheit gibt es nicht.

Jede Heilung braucht …

1. Vertrauen
   dass die Naturheilungskraft alle Heilung vollbringt.

2. Heilungszeit
   Jede Heilung benötigt eine bestimmte Zeit, um die Gesundheit wieder herzustellen (mit oder ohne Therapie). So braucht ein Beinbruch sechs Wochen, eine Erkältung zwei Wochen … Diese Heilungszeit müssen wir der Natur geben und unsere Lebensweise dementsprechend anpassen.

3. Heilungsumfeld
   Wir dürfen bei Kreuzschmerzen nichts Schweres heben, nicht lange sitzen, wir müssen viel gehen. Bei einer Erkältung und Fieber müssen wir Ruhe geben … Jedoch wird viel zu wenig darauf geachtet ein Umfeld zu schaffen, in dem die Heilung vollzogen werden kann. Dies ist mit ein Hauptgrund, dass viele Krankheiten chronisch werden. Ich kann die Argumente verstehen, die ich täglich in der Praxis höre:

- Ich muss den ganzen Tag bei der Arbeit sitzen.
- Ich kann nicht zu Hause bleiben, ich habe wichtige Termine.
- Wenn ich nicht da bin, bleibt die Arbeit liegen.
- Ach, wenn ich eine Tablette nehme, geht das schon.
- Ich muss schwere Sachen tragen.
- Es gibt immer einen Grund, nicht auf den Körper zu hören.

Die Heilungskraft kann natürlich auf unser fehlerhaftes Benehmen keine Rücksicht nehmen. Oft geht das ja gut und wir werden trotzdem gesund. Oft aber auch nicht.

4. Therapie ist nur dann notwendig, wenn sich die Heilung verzögert.
   Wir müssen den Heilungsprozess sorgfältig beobachten, um zu erkennen, ob die Natur ihr Werk der Heilung alleine vollziehen kann, oder ob sie dabei eine Hilfe benötigt.

5. Jede Therapie sollte die Heilkraft fördern und unterstützen.
   Das erste Ziel muss immer sein, die Arbeit der Heilungskraft nicht zu stören. Wir sollten so wenig wie möglich unterdrückende Mittel einnehmen. Wir sollten mit Naturheilmitteln die Heilung fördern.

Die Ursachen von Krankheiten

Schüßlersalze sind Gewebesalze oder Zellsalze. Sie regulieren krankhaft arbeitende Zellfunktionen. Dies ist ihre Aufgabe und nicht mehr! Dies sollte bei der Anwendung immer berücksichtigt werden.

Dass natürlich hinter solchen Störungen andere Ursachen stehen, ist sehr oft der Fall. Deshalb sollten die ursächlichen Fehler in der Lebensweise geändert werden; man sollte also nicht versuchen, ihre negativen Folgen mit Schüßlersalzen zu behandeln.

Doktor Schüßler schreibt:

Es ist selbstverständlich, dass die Biochemie – wie auch die Homöopathie und Allopathie die chirurgischen Operationen nicht überflüssig macht und dass die Kranken unter einer angemessenen Ernährung sich befinden müssen. Jede Heilmethode erfordert die Erfüllung der notwendigen Lebensbedingungen: Licht, gute Luft, richtige Temperatur, richtige Naturalpflegung usw.

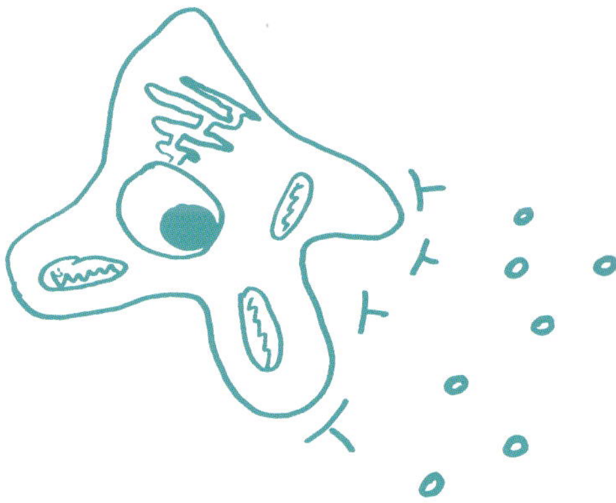

URSACHE

Die biochemischen Mittel regulieren Funktionsstörungen der Zellen. Für die Ursache ist der Mensch verantwortlich.

MÖGLICHE URSACHEN

1. Negative Gedanken und Emotionen
   Ärger, Sorgen und Ängste … haben einen krankmachenden Einfluss auf die Zellfunktionen.
2. Stress
3. Wassermangel
   Ist der Urin ständig konzentriert, leidet der Körper an Wassermangel.

4. Wasserüberschuss
   Ist der Urin ständig klar, trinken wir zu viel.
5. Bewegungsmangel
6. Falsche Bewegungen
   Hochleistungssport, alle Bewegungen, die nicht sanft und harmonisch sind, sind nicht gesundheitsfördernd.
7. Ernährung
   Essen wir genügend frische Nahrung? Es sollten 70 Prozent einheimisches Obst und Gemüse gegessen werden.
8. Wir essen viel zu viel!
   Ein Sprichwort lautet: »von einem Drittel unserer Nahrung leben wir, von zwei Dritteln leben die Ärzte«.
9. Atmung
   Die meisten haben eine zu flache Atmung. Eine gesunde Atmung ist äußerst wichtig für unsere Gesundheit. Die Luftnahrung ist unsere wichtigste Nahrung. Schon wenige Minuten an Sauerstoffmangel reichen aus, um zu sterben.
10. Glaube
    Glaube ich überhaupt, dass ich gesund werden kann?
11. Die fehlende Zufriedenheit
    Ist ein starker gesundheitsstörender Faktor.
12. Leben in der falschen Umgebung
    Wenn man in einer Gegend oder in einer Wohnung lebt, wo man sich nicht wohl fühlt, sollte man sich nach einer neuen Umgebung umschauen. Viele bleiben aber lieber in einem bekannten Umfeld, auch dann noch, wenn es ihnen nicht gut geht. Einen Wechsel lehnen sie häufig ab.
13. Feng Shui
    Feng Shui sorgt für eine gesunde, harmonische und fruchtbare Umgebung und stärkt somit Gesundheit, Harmonie und Wohlbefinden der ganzen Familie.
14. Verletzungen
15. Haltung
    Es gibt heute so viele Berufe, die zu einer einseitigen Haltung zwingen wie: zu viel stehen oder sitzen …
16. Gewicht
    Zu viel oder zu wenig.
17. Zu starke einseitige Belastungen
    Schwer heben …
    … und vieles mehr.

Aus beruflichen Gründen ist es vielen nicht möglich, ihre Lebensweise zu ändern. Ich behandle Vertreter, die den ganzen Tag im Auto sitzen müssen und schon an einer Bandscheibe operiert wurden. Eigentlich müssten sie ihre Arbeit wechseln, aber dies ist für die meisten nicht möglich. Hier kann man therapeutisch helfen, aber nie die Bandscheiben so stärken, dass man von Heilung sprechen kann. Nur ein vernünftiges Leben kann die Gesundheit erhalten, nicht die Schüßlersalze können es. Ich habe einmal Magenbeschwerden bekommen und mit den Salzen versucht, die Störung zu heilen. Der Erfolg blieb aus, obwohl die Salze sicher richtig ausgewählt waren. Ich wusste, dass es nicht gesund sein konnte, am Abend noch zwei Orangen, einen Joghurt, Nüsse usw. bis zum Schlafengehen zu essen. Ich wollte den leichteren Weg gehen und habe »nur Salze« genommen. Dass dies nicht meine Magenbeschwerden lindern konnte, wusste ich eigentlich. Nachdem ich mit dieser Art des Essens am Abend aufhörte, waren die Beschwerden nach wenigen Tagen, auch ohne Salze verschwunden. Wir dürfen uns nicht wundern, wenn die Salze nicht wirken, wenn wir durch unsere Fehler die Krankheit ständig schüren. Voraussetzung für einen gesunden Körper ist eine gesunde Lebensweise.

Gesundheit ist kein Ziel

Gesundheit ist ein Weg

Will ich gesund sein, muss ich auch bereit sein, täglich für meine Gesundheit etwas zu tun. Nur wenn ich mich mit der Gesundheit beschäftige, kann ich auch gesund sein.

Warum die Salze verdünnen?

Doktor Schüßler schreibt:

Jedes biochemische Mittel muss so verdünnt sein, dass die Funktionen der gesunden Zellen nicht gestört werden und vorhandene Funktionsstörungen reguliert werden können.

Die Anwendung kleiner Gaben zum Zweck einer Heilung von einer Krankheit ist eine chemische Notwendigkeit. Will man zum Beispiel Glaubersalz (Natrium sulfuricum, biochemisches Mittel Nr. 10) ins Blut gelangen lassen, so erreicht man dies nicht mit einer konzentrierten Lösung. Diese bewirkt im Darm einen wässrigen Durchfall. Eine verdünnte Lösung gelangt von der Mundschleimhaut direkt ins Blut und in die Zwischenzellflüssigkeit und bewirkt dort die Ausscheidung überschüssigen Wassers.

Eine gezielte Anregung der Heilreaktion mit Mineralsalzen ist nur dann möglich, wenn die Heilsalze im ganzen Körper verteilt werden, ohne dass dabei die Natur des Körpers gestört wird (wie weiter oben anhand des Glaubersalzes im Darm beschrieben). Die Salze aus der Nahrung müssen zuerst aufgespaltet und so lange verändert werden, bis sie als Zellsalze verwendet werden können. Daher ist die Nahrung für die gezielte Anregung einer Heilreaktion aus biochemischer Sicht nicht geeignet. Die in der Nahrung vorhandenen Salze dienen dem gesunden Körper als Baumaterial, um verloren gegangene Salze wieder aufzufüllen, nicht als Heilmittel von Krankheiten.

Doktor Schüßlers Heilsalze regulieren die krankhaft arbeitenden Zellen, und die gesunden Zellen werden in ihrer Tätigkeit nicht gestört. Die Heilsalze gelangen durch die Mundschleimhaut ins Blut. Sie sind schon in der Zusammensetzung und Verdünnung so, dass sie vom Körper nicht mehr verändert werden müssen. Das Blut verteilt die Salze im ganzen Körper. Diejenigen Moleküle, welche an den Krankheitsort gelangen, reichen aus, um dort die Heilung kranker Zellen anzuregen.

Natürlich ist durch die heutige denaturierte Nahrung unsere ungesunde Lebensweise oft auch ein echter Mangel an Mineralsalzen und Vitaminen festzustellen. Jedoch sollte in diesem Falle eine ausgewogene, natürliche und gesunde Lebensweise und Ernährung ausreichen, den Mangel auszugleichen. Extremsportler müssen sogar Nahrungsergänzungsmittel zuführen, um ihren übermäßigen Verbrauch an Mineralsalzen und Vitaminen zu decken. Die Schüßlersalze sind nicht geeignet und es ist nicht ihre Aufgabe, solche Mängel auszugleichen.

Wäre nur der Mangel an Mineralsalzen die Ursache von Krankheiten, dürfte niemand, der sich gesund ernährt und gesund lebt, krank werden. Jeder kennt aber Menschen, wo dies nicht der Fall ist. Viele Menschen leben sehr gesund, und sind trotzdem krank. Daher ist die Hauptursache von Krankheiten die krankhaft veränderte Zelle.

Schüßler probierte lange aus, bis er schließlich die Salze hauptsächlich in der homöopathischen Verdünnung D6 und D12 anwendete. Diese Verdünnungen haben sich als die geeignetsten erwiesen, um Zellfunktionsstörungen zu regulieren. Es sind auch die, die heute üblicherweise gebraucht werden. Die Wirkungen der beschriebenen Mittelbilder beziehen sich auf diese Verdünnungen. Andere Verdünnungen (Potenzen, wie man sie in der Homöopathie nennt) können auch andere Wirkungen haben. Als Anfänger sollte man diese Verdünnungen verwenden. Nur als Fortgeschrittener kann man sich der besonderen Wirkungen anderer Verdünnungen bedienen.

Doktor Schüßler schreibt:

In meiner Praxis wende ich durchschnittlich die D6 an (Ferrum phosphoricum, Silicea, Fluorcalcium verabreiche ich in der D12).

Die Heilmittel in der D6

Calcium phosphoricum, Kalium chloratum, Kalium phosphoricum Kalium sulfuricum, Magnesium phosphoricum, Natrium chloratum, Natrium phosphoricum, Natrium sulfuricum

Die Heilmittel in der D12

Calcium fluoratum, Ferrum phosphoricum und Silicea. Diese Salze sind nicht so gut wasserlöslich und werden vom Körper schlechter aufgenommen. Sie müssen dadurch stärker verdünnt werden.

Wie wird die Verdünnung hergestellt?

- D1
  Ein Teil Mineralsalz wird mit 9 Teilen Milchzucker verrieben (1/10)
- D2
  Ein Teil D1 wird mit 9 Teilen Milchzucker verrieben (1/100)
- D3
  Ein Teil D2 und 9 Teile Milchzucker (1/1000)
- Und immer so weiter
- Die D6
  enthält einen Teil D5, der nochmals mit 9 Teilen Milchzucker verrieben wird. Die Verdünnung ist in einem Verhältnis von einem Teil Mineralstoff und 1.000.000 Teilen Milchzucker.
- D7, D8, D9, D10 und D11
- D12
  Ein Teil D11 wird mit 9 Teilen Milchzucker verrieben Das Verhältnis ist 1/1.000.000.000.000.

Wie soll ich die Mineralsalze einnehmen!

Man lässt die Salze lange im Mund zergehen. Auch nachdem sie sich aufgelöst haben, sollte der Speichel noch einige Zeit im Mund behalten werden, bevor man ihn schluckt, da die Salze von der Mundschleimhaut aufgenommen werden.
Während der Mahlzeiten sowie unmittelbar davor und danach sollte man die Einnahme vermeiden, da sich eine gute Wirksamkeit sicher nicht voll entfalten kann. Der Körper ist mit der Verdauungsreaktion beschäftigt.

ERWACHSENE

- Im akuten, plötzlich auftretenden, heftigen Krankheitszustand
  jede halbe bis volle Stunde eine Gabe des Heilmittels im Munde zergehen lassen. Lässt die akuteste Situation nach, reicht alle ein bis zwei Stunden eine Gabe.

- Im chronischen, langsam verlaufenden, lange dauernden Krankheitszustand

  reichen drei- bis sechsmal eine Gabe lutschen.

Eine Gabe entspricht 1 bis 2 Tabletten. Mit mehr Tabletten erzielt man keine bessere Wirkung! Die Menge reicht aus, um den ganzen Körper für kurze Zeit zu versorgen.

SCHWANGERE

können die Salze bedenkenlos nehmen.

BABYS

Die Mutter nimmt die Salze. Das Baby wird dann über die Muttermilch versorgt. Es ist möglich, die Tablette zu pulverisieren und in die Wangenschleimhaut des Babys zu streichen, oder in Wasser gelöst, mit der Flasche dem Baby zu geben.

KINDER

Sie reagieren sehr gut, da ihre Körperfunktionen noch wenig blockiert sind.

ÄUSSERE ANWENDUNG

Schüßler verwendete die Salze auch als äußere Anwendung, und zwar immer dann, wenn von außen eine zusätzliche Wirkung auf die Haut gewünscht wurde (zum Beispiel Insektenstich). Die Hauptanwendung erfolgt jedoch durch die Einnahme der Salze innerlich.

Die Anwendung ist möglich durch:

1. Auftragen einer biochemischen Salbe.
2. Feuchte Umschläge oder Eintauchen in eine wässrige Lösung. Dabei werden 10 bis 20 Tabletten in Wasser aufgelöst.

DIE HEISSE SIEBEN

Diese Anwendung ist eine Besonderheit in der Biochemie, da die Wirkung verstärkt wird. 7 bis 10 Tabletten Magnesium phosphoricum D6 sollten in akuten Krampf- oder Schmerzzuständen in heißem Wasser gelöst und langsam (mindestens eine halbe Stunde) schluckweise getrunken werden. Dabei sollte jeder Schluck etwas im Mund gehalten werden.

Die »biochemischen Heilmittel« sind in der Apotheke rezeptfrei erhältlich. Sie sind in Tablettenform.

Kann man mehrere Mittel gleichzeitig einnehmen?

Die biochemischen Mittel sind einzeln zu verabreichen, Gemische sind nicht statthaft. Die Verabreichung zweier Mittel ist nur ausnahmsweise in Fällen gestattet, wo sie unvermeidlich ist.

Nimmt man mehrere Mittel gleichzeitig, sind die meisten Mittel in diesem Moment für den Heilungsprozess gar nicht nötig. Schüßler selbst hat immer nur mit einem Mineralsalz gearbeitet, in Ausnahmefällen mit zwei. Wenn man Schüßlers Büchlein liest, wird einem klar, dass es ihm immer um die ganz gezielte therapeutische Hilfe bei Krankheiten ging. Es ging ihm nicht um eine Generalüberholung mit 6 bis 10 verschiedenen Salzen (mit oft 60 bis über 100 Tabletten am Tag). Natürlich kann man mit Mischungen Heilwirkung erzielen, es ist aber nicht im Sinne Doktor Schüßlers, die Heilmittel so anzuwenden.

Liest man die Bilder der 11 Heilmittel durch, hat man das Gefühl, mehrere Salze zu benötigen. Das stimmt auch. Bei der Anwendung der Schüßler-Salze konzentrieren wir uns jedoch immer auf eine Beschwerde, auf das Krankheitsbild, das sich am meisten störend auf unsere Gesundheit auswirkt. Haben wir Kopf-, Knie-, Bauch- und Fußschmerzen, stellen wir uns die Frage: »Was möchte ich wirklich loswerden, welche Beschwerde stört mich momentan am meisten?« Für diese Beschwerde nehmen wir dann das passende Heilmittel.

Bei akuten Beschwerden reichen oft ein bis zwei Mittel zur Heilung aus. Das Bild ist klar zu sehen und die Entscheidung meist einfach. Die Naturheilkraft ist nicht blockiert und bedarf nur wenig Hilfe für den Heilungsprozess. Wenn man mit der Biochemie anfängt, ist es zu empfehlen, nur akute Beschwerden zu behandeln, um so die großartige Wirkung der biochemischen Heilmittel zu erkennen. Bei langwierigen, chronischen Beschwerden ist die Störung komplexer und die Behandlung deshalb schwieriger. Dabei bedarf es viel Erfahrung. Die

Kunst ist es, in diesem Moment das richtige Mittel zu finden. Nur dann wird sich der Erfolg einstellen.

Die Art der Anwendung, Salze zu mischen, sollte nicht Biochemie nach Doktor Schüßler genannt werden. Wir sollten seine Philosophie respektieren.

Wenn die Mineralsalze nicht wirken

- Falsche Wahl des Mittels
  Wenn ein Mineralsalz nicht ausreichend wirkt, sollte immer kontrolliert werden, ob nicht ein anderes Salz im Moment im Vordergrund steht und wichtiger ist.

- Die Krankheitsdauer
  Jede Heilung braucht ihre Zeit. Bei chronischen Krankheiten müssen die Salze oft längere Zeit eingenommen werden, bis die Heilwirkung eintritt.

- Ansonsten muss nach den Ursachen, die die Heilung verhindern, gesucht werden.

Tipp

Ein gut wirkendes Mittel sollte nie gegen ein anderes Mittel getauscht werden. Erst wenn die Heilreaktion nicht mehr weitergeht, sollte nach einem neuen Mittel gesucht werden. Oft wird der Fehler gemacht, dass man das Heilmittel zu früh mit einem anderen wechselt.

Die Gesichtsdiagnostik

Doktor Schüßler schreibt:

Eine Gesichtsdiagnostik darf für sich alleine nicht die Wahl des anzuwendenden Mittels bestimmen, kann die Wahl aber erleichtern, respektive bestätigen.

Die Gesichtszeichen sollten als zusätzlicher Hinweis für die Anwendung entsprechender Mittel gesehen werden. Das Gesicht sollte ungeschminkt und bei Tageslicht betrachtet werden.

Ferrum phosphoricum D12

Ist das Heilmittel bei:

- frischen Wunden und Verletzungen
- allen akuten Entzündungen
- Fieber bis 39 Grad
- Schmerzen, die durch Kälte besser werden und sich durch Bewegung verschlimmern
- Verstopfung und Durchfall
- Blutungen

Ferrum phosphoricum D12 Nr. 3

Das Eisen (wie es auch in der Biochemie genannt wird), ist das wichtigste Mineralsalz in der Reihe der Schüßlersalze im Hausgebrauch. Es ist das Entzündungs- und Schmerzmittel der Biochemie. Den Krankheitszustand, den das Eisen heilt, ist der heftige Abwehrkampf! Es ist die erste Strategie der Natur, Krankheiten abzuwehren. Daher ist das Eisen bei allen akuten Erkrankungen und Verletzungen immer das erste Heilmittel und wird öfters als alle anderen Mittel gebraucht. Da es sich meist um plötzlich auftretende, akute Krankheiten handelt, muss das Eisen oft (siehe Einnahme der Salze) eingenommen werden.

Alle Entzündungen am Beginn

Meist kann man ein Aufflackern einer Erkrankung verhindern oder den Heilungsprozess beschleunigen, wenn man bei den ersten Anzeichen einer Erkrankung stündlich eine Tablette lutscht.

Alle akuten Entzündungen

Ferrum phosphoricum beruhigt den akuten Abwehrkampf (die akute Entzündung). Die Beschwerden können alle Körperteile betreffen. Der Krankheitsort ist mit Blut überfüllt und daher rot und heiß. Starke Schmerzen stehen im Vordergrund. Das Ferrum bringt die Blutgefäßmuskulatur auf eine normale Spannung und nimmt somit der Entzündung die Blutfülle.

Fieber bis 39 Grad

Das Fieber ist Zeichen einer inneren Entzündung. Der Heilungsprozess wird durch das Eisen gefördert und nicht unterdrückt.

Antlitzzeichen

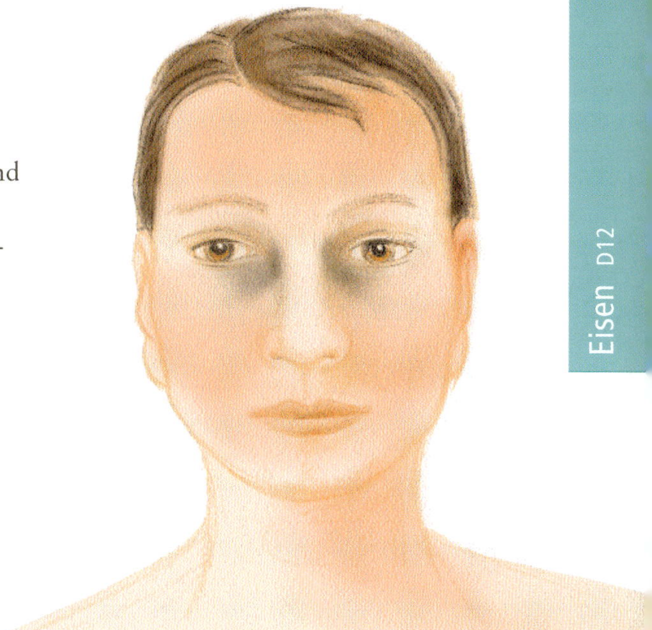

Ferrumröte

Es ist eine sehr intensive Röte und mit einer starken Hitze verbunden. Sie zeigt sich an Stirn, Wangen und Ohren, ist intensiver als die Magnesiumröte und tritt oft auch einseitig auf.

Bläulich schwarzer Schatten

Dieser zeigt sich oft am inneren Augenwinkel nach großen Anstrengungen oder vor einer Erkrankung.

Das Fieber sinkt nur, wenn der Körper es für den Heilungsprozess nicht mehr benötigt. Tritt bei Fieber eine große Schwäche, Benommenheit oder Schlafsucht auf, muss dies mit Kalium phosphoricum behandelt werden.

Verletzungen und Wunden jeder Art

Es fördert die Heilung und nimmt den Schmerz bei allen Verstauchungen, Quetschungen, Prellungen, Muskelverletzungen, Muskelzerrungen und Verbrennungen.

Schmerzen mit innerer Hitze

Die Schmerzen sowie alle Beschwerden sind pochend, klopfend wie der Puls und mit einer inneren Hitze verbunden. Kälte und Ruhe verbessern die Beschwerden, jede Bewegung verschlimmert den Schmerz (siehe noch Kalium chloratum).

Blutungen

Das Blut ist hellrot und gerinnt schnell gallertartig. Das Eisen unterstützt die Heilung von Blutungen durch Verletzungen und Schnittwunden. Es ist das Hauptmittel bei Nasenbluten der Kinder. Bei Neigung zu Nasenbluten ist Kalium phosphoricum anzuwenden.

Energiebringer bei starken körperlichen Belastungen

Das Eisen nimmt Sauerstoff auf und transportiert es zu allen Zellen. Bei starken körperlichen Belastungen und Anstrengungen (langen Wanderungen, Holzarbeiten, Leistungssport, Wettkämpfen) bewirkt das Eisen eine verbesserte Sauerstoffversorgung und steigert somit die Leistung. Es ist daher das natürliche Dopingmittel. Es stärkt weiters die Muskelkraft. Die Hauptmittel bei Beschwerden nach körperlicher Überanstrengung oder Sport sind Ferrum phosphoricum und Kalium phosphoricum. Zweites wird mehr bei nervlicher Überanstrengung angewandt.

Verstopfung und Durchfall

Verliert die Darmmuskulatur Eisen, verlangsamt sich die Bewegung, und es entsteht Verstopfung. Verlieren die Darmzotten Eisen, entsteht Durchfall. Typisch dabei ist der unverdaute Stuhl.

Es herrscht eine allgemeine Neigung, jede Krankheit aufzuschnappen

»Abwehrschwäche«

Verschlimmerung / Besserung / Verlangen

Kälte und Ruhe bessern die Beschwerden (siehe noch Kalium sulfuricum)

Jede Bewegung und jeder Druck verschlimmern die Beschwerden (siehe noch Kalium chloratum). Da die Nacht die Zeit der Ruhe, die Krankheit jedoch geprägt von der starken Abwehrtätigkeit ist, sind die Beschwerden auch nachts schlimmer.

Magnesium phosphoricum D6

Ist das Heilmittel bei:

- Krämpfen
- Schmerzen, die durch Wärme und Druck besser werden
- Schlafstörungen
- Migräne
- Periodenschmerzen
- zur Geburtsvorbereitung

Magnesium phosphoricum D6 Nr. 7

Das Magnesium ist für die selbständige Bewegung aller Zellen verantwortlich. Verlieren Nervenzellen Magnesiumsalze, ist ihre rhythmische Bewegung gestört. Schmerzen und Krämpfe sind die Folge. Magnesium phosphoricum ist daher das Krampfmittel und das zweite Schmerzmittel (neben dem Eisen) der Biochemie. Oft sind in der Praxis die Schmerzen vom Eisen und die vom Magnesium schwer zu unterscheiden. Wenn das eine ohne Wirkung bleibt, kann dafür das andere versucht werden. Das Mittel wird öfter bei akuten, als bei chronischen Beschwerden gebraucht. Bei heftigen Schmerzen und Krämpfen nimmt man die »heiße Sieben«, siehe Seite 28.

Krämpfe und Koliken

Magnesium phosphoricum ist das Hauptmittel bei akuten Krämpfen. Es treten verschiedenste Krämpfe auf: Bauchkrämpfe, Migräne, Darmkrämpfe, Herzkrampf, Zwerchfellkrampf, Zahnkrämpfe, Blasenkrampf, Brustkrämpfe, Krampfhusten, Asthma, Wadenkrampf, Schreibkrämpfe, Nierenkoliken, Magenkoliken, Gallenkoliken, Blähungskoliken.

Krampfartige Schmerzen

Magnesium phosphoricum heilt Schmerzen, wenn sie blitzartig, schießend oder bohrend sind. Sie sind oft mit einem Gefühl des Zusammenschnürens und des Zusammenkrampfens verbunden. Manchmal sind sie wandernd, wechselnd und machen Pausen. Es sind hauptsächlich Nervenschmerzen ohne Fieber. Es heilt daher: Kopfschmerzen, Zahnschmerzen, Gesichtsschmerzen, Bauchschmerzen und Magenschmerzen.

Antlitzzeichen

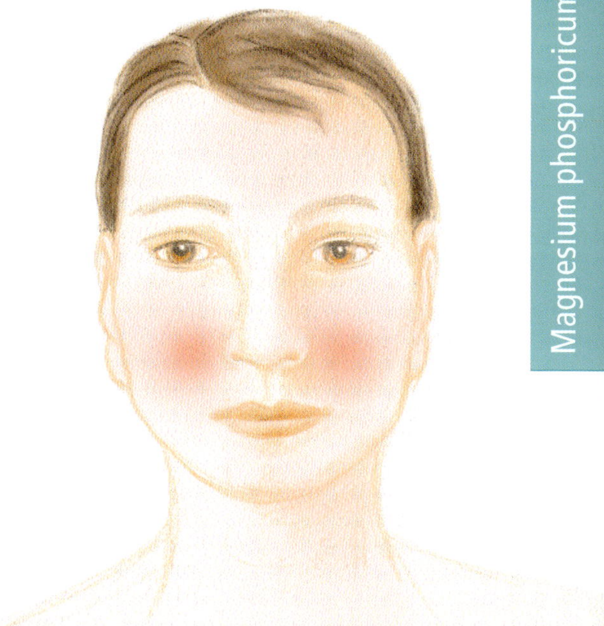

Magnesiumröte oder Verlegenheitsröte.
Talergroße, rote, runde Flecken neben dem Nasenflügel. Das Rot kann sich meist sehr dezent als hellrot zeigen, oder aber auch bis zu einem intensiven Rot. Es ist aber nicht so heiß wie beim Eisen.
Hektische rote Flecken
im ganzen Gesicht und Halsbereich, die schnell kommen und genauso schnell vergehen (Schamröte, Verlegenheitsröte).

Verschlimmerung / Besserung / Verlangen

Wärme und Druck bessern
Die Krämpfe und Schmerzen werden durch die Anwendung von Wärme besser. Es besteht ein Verlangen, fest auf die Stellen der Beschwerden zu drücken, sie zu massieren und zu wärmen. Sanfte Berührungen verschlimmern jedoch die Schmerzen und werden nicht vertragen. Weiters verschlimmern sich die Beschwerden durch Kälte.

Nervenmittel und Lähmungen

Magnesium harmonisiert die Nerventätigkeit, und ist somit ein wichtiges Heilmittel bei allen Krankheiten des Gehirns und des Rückenmarks. Die Funktion der Nerven kann soweit gestört werden, dass Lähmungen entstehen. Das Hauptmittel bei allen Lähmungen durch Nervenschwäche ist jedoch Kalium phosphoricum.

Schlafstörungen

Magnesium phosphoricum hilft der Natur, nachts in den Ruhe- oder Schlafzustand zu gehen. Magnesium ist daher ein ausgezeichnetes Schlafmittel und sollte als »heiße Sieben« die letzte Stunde vor dem Schlafengehen, langsam getrunken werden.

Blähungen

Magnesium phosphoricum ist für eine harmonische, entspannte Tätigkeit des Darmes verantwortlich. Eine Störung führt zu vermehrter Gasbildung. Typisch ist, dass Gase abgehen, dies aber keine Besserung bringt. Wenn Blähungskoliken mit Verstopfung auftreten, ist Natrium sulfuricum das Heilmittel.

Menstruationskrämpfe

Es ist das Hauptmittel bei allen Schmerzzuständen und Krämpfen vor und während der Periode. Es sollten dabei einige Tabletten ein paar Tage vor Beginn bis zum Einsetzen der Blutung eingenommen werden. An den schlimmsten Tagen mehrmals die »heiße Sieben«. Reizbare, weinerliche Personen sollten Kalium phosphoricum nehmen.

Migräne

Es ist das Hauptmittel bei Migräne. Dabei ist die Anwendung der »heißen Sieben« am wirkungsvollsten.

Lymphschwellungen

Magnesium phosphoricum ist ein wichtiges Heilmittel bei chronischen Schwellungen der Lymphorgane (chronische Mandelschwellungen, Kropf, Drüsenschwellungen …).

Geburt

Magnesium phosphoricum unterstützt den Geburtsvorgang. Es sollte im letzten Schwangerschaftsmonat oft eingenommen werden.

Calcium phosphoricum D6

Ist das Heilmittel bei:

- Knochenkrankheiten
- Schwäche nach schwerer Krankheit
- Wachstumsbeschwerden der Kinder
- Blutarmut
- Schmerzen und Krämpfe, wenn sie von Kribbeln, Taubheit, Kältegefühl begleitet sind
- eiweißähnlichen Absonderungen der Schleimhaut

Calcium phosphoricum D6 Nr. 2

Calcium phosphoricum beruhigt die übererregte Zelltätigkeit und festigt die Zellhülle. Es aktiviert die Ruhephase und Erholungsphase der Zellen. Der übersteigerte Stoffwechsel zeigt sich in zwei Stadien. Erstes Stadium ist die Lebhaftigkeit, die übersteigerte, nervöse Unruhe. Diese zeigt sich gerade im Kindesalter sehr oft. Es ist daher ein wichtiges Kindermittel. Das zweite Stadium ist gekennzeichnet durch die Schwäche, die Antriebslosigkeit. Dies sind Zeichen, dass die Energie zu viel verbraucht wurde. Es ist das Erschöpfungsstadium. Calcium phosphoricum ist das Kräftigungsmittel der Biochemie. Es ist hauptsächlich ein Mittel für alte Menschen oder für kleine, unruhige und geschwächte Kinder. Das Mittel wird mehr bei chronischen und seltener bei akuten Krankheiten benötigt.

Knochen- und Zahnmittel

Calcium phosphoricum ist das Hauptmittel bei allen Knochenkrankheiten. Es unterstützt die Heilung von Knochenbrüchen, es wirkt unterstützend bei Osteoporose, es stärkt die Krümmung des Rückgrates und es stärkt allgemein die Knochenschwäche. Weiters ist es neben Calcium fluoratum wichtig für die Zahnbildung und stärkt schlechte Zähne (Karies).

Regeneration nach schweren Krankheiten

Calcium phosphoricum ist das Hauptmittel, wenn nach einer schweren Krankheit eine große Schwäche zurückbleibt. Dies ist oft bei Kindern nach durchgemachten fieberhaften Krankheiten der Fall. Sie sind blass und schwach.

Wachstum der Kinder

Calcium phosphoricum unterstützt den gesamten Wachstums-

Antlitzzeichen

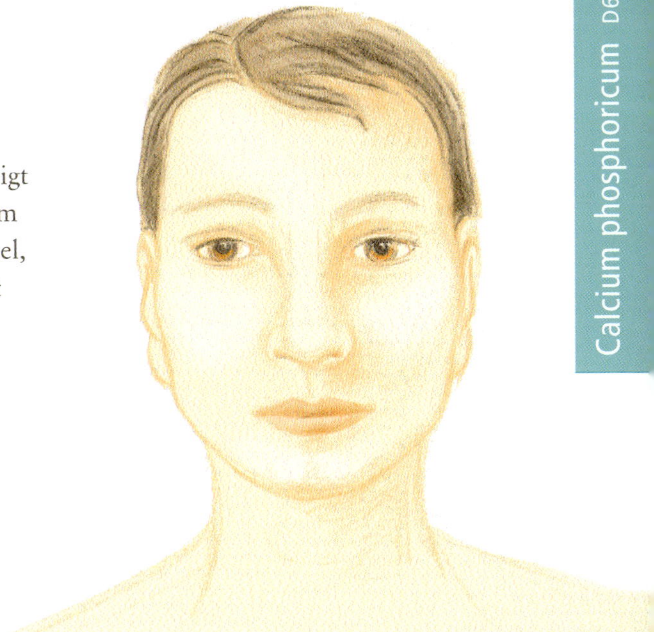

Blasses Gesicht

Die Blässe (ein warmes Weiß) zeigt sich im ganzen Gesicht, vor allem aber an Stirn, an der Nasenwurzel, an den Ohren. Das Aussehen ist ähnlich einer Wachspuppe.
Die bläuliche, kalte Blässe entspricht dem Kalium chloratum!

prozess der Kinder und ist daher das Kindermittel der Biochemie. Störungen zeigen sich durch: Knochenschmerzen, zu langes Offenbleiben der Fontanellen … Es ist wichtig bei Beschwerden in der Schwangerschaft und für die Entwicklung des Babys im Bauch. Weiters ist es sehr hilfreich bei Schwangerschaftserbrechen.

Blutmittel

Calcium phosphoricum ist neben dem Natrium chloratum das wichtigste Mittel zur Blutbildung. Die Zeichen einer Blutschwäche sind kalte Hände, kalte Füße, kalte Nasenspitze und Frösteln. Als Blutmittel hat es eine große Wirkung auf alle Frauenbeschwerden. Calcium phosphoricum ist daher bei allen Regelbeschwerden ein wichtiges Heilmittel, wenn die Regel zu früh einsetzt, wenn sie zu spät einsetzt oder wenn die Blutung zu stark oder zu schwach ist. Bei Regelkrämpfen sind aber Magnesium phosphoricum und Kalium phosphoricum die Hauptmittel.

Krämpfe und Schmerzen

Die Übererregung der Nervenzellen führt zu Empfindungsstörungen wie Kribbeln, Taubheit und Einschlafen der Glieder (siehe noch Natrium chloratum). Die Beschwerden werden durch Wetterwechsel schlimmer. Es sind oft Nervenschmerzen älterer oder schwacher Menschen. Sind die Nervenschmerzen lebhaft und wandernd, ist Magnesium phosphoricum das Heilmittel, sind die Nervenschmerzen lähmend, ist Kalium phosphoricum das Heilmittel.

Nervenberuhigungsmittel

Calcium phosphoricum beruhigt die Nerventätigkeit bei Krämpfen, bei Muskelverspannungen, bei Muskelverhärtungen, bei Ängsten, bei Schlafstörungen, bei Herzstörungen, bei Unruhe.

Eiweißabsonderung

Tritt eine Calciumstörung in der Schleimhaut auf, entsteht ein Schleim, der wie das weiße vom Ei, wie rohes Eiweiß aussieht und mild ist. Meist sind es chronische Schleimhauterkrankungen kleiner Kinder. In der Gelenksschleimhaut führt diese Störung zu Gelenksschwellungen (Kniegelenksgeschwulst).

Krankhafter Schweiß

Die vermehrte Schweißbildung ist die Folge des übersteigerten Stoffwechsels. Typisch ist, dass der Schweiß vor allem an einzelnen Körperteilen, wie an Kopf, an Händen, an Füßen und oft in der Nacht auftritt.

Blutungen

Das Blut gerinnt schwer.

Verschlimmerung / Besserung / Verlangen

Nachts, bei Kälte und Wetterwechsel verschlimmern sich alle Beschwerden. In der Ruhe sind die Schmerzen am meisten spürbar. Bewegung und Wärme bessern alle Beschwerden.

Kalium phosphoricum D6

Ist das Heilmittel bei:

- nervöser, gereizter, depressiver Gemütsstimmung
- Fieber über 39 Grad
- Schmerzen mit Lähmungsgefühl
- Muskelschwäche, Nervenschwäche
- Fäulnisprozessen
- Beschwerden durch Überanstrengung
- Herzschwäche und Schlafstörungen
- Gedächtnisschwäche

Kalium phosphoricum D6 Nr. 5

Kalium phosphoricum ist das Nervenmittel der Biochemie. Es stärkt die Nervenzellen und verhindert den Zellzerfall. Es hat dadurch eine stärkende, energiesteigernde Wirkung auf alle Gewebe und auf den gesamten Körper. Eine Störung führt zur Nervenschwäche und zu Fäulnisprozessen. Ein sicherer Hinweis ist die depressive Gemütsstimmung. Dieser Zustand kommt bei Kindern genauso wie bei Erwachsenen vor. Menschen, die sehr unter Stress stehen, oder unter einer starken nervlichen Belastung sind, brauchen dieses Mineralsalz sehr oft. Wer einmal eine Kalium-phosphoricum-Krankheit erlitten hat, fällt gerne immer wieder in diese Störung zurück. Das Mittel hat in der Anwendung den Vorrang vor allen anderen biochemischen Mitteln. Kalium phosphoricum wird bei akuten und chronischen Krankheiten gleich gebraucht.

Nervenschwäche und Gemütsverstimmung

Kalium phosphoricum heilt Depressionszustände des Gemüts und des Körpers. Alle Beschwerden haben den Charakter einer Depression. Die Zeichen sind: introvertiert, hysterisch, ängstlich, traurig, weinerlich, schreckhaft; Platzangst, nervöse Schlaflosigkeit, Gedächtnisschwäche, keine Lust für den Alltag, Lebensüberdruss, nervöse Erschöpfung, aber auch reizbar, viele negative Gedanken, Sorgen, Ängste, Hass, Neid.

Allgemeiner Kräfteverfall

Kalium phosphoricum ist das Hauptmittel, wenn bei einer akuten Krankheit ein großer Schwächezustand auftritt. Es entstehen faulig stinkende Ausdünstungen (Durchfall, Mundgeruch, Körpergeruch …). Bei der Regeneration nach schwächenden Krankheiten ist es neben Calcium phosphoricum wichtig, vor allem dann, wenn eine nervöse, depressive Stimmung herrscht.

Antlitzzeichen

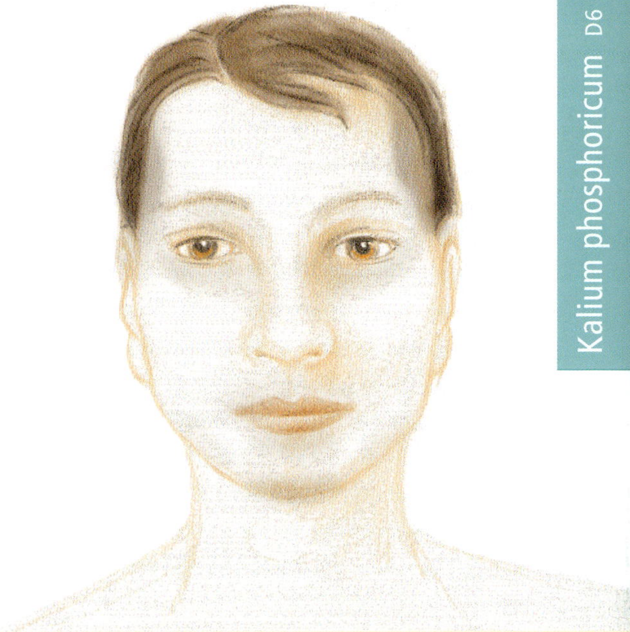

Aschgraue Gesichtsfarbe

Das Gesicht wirkt nicht gewaschen, schmutzig und fahl. Am stärksten zeigt sich das Grau vor allem an Kinn, Schläfen und am äußeren Augenlid.

Eingefallene Schläfen

sind ein weiterer Hinweis für die Anwendung von Kalium phosphoricum.

Nervöse Krankheiten

Kalium phosphoricum, Calcium phosphoricum und Magnesium phosphoricum sind die wichtigsten Mittel bei allen nervösen Erkrankungen wie: Nervosität, nervöse Magen-, nervöse Herz-, nervöse Darm-, nervöse Nieren- und Blasenbeschwerden …

Fieber über 39 Grad

Es ist das Hauptmittel bei hohem Fieber und ersetzt das Eisen, wenn bei niedrigem Fieber eine ausgesprochene Schwäche, Schlafsucht oder Benommenheit auftritt.

Schmerzen

Der Schmerzcharakter ist lähmend. Die Bewegung ist kraftlos. Die Schmerzen werden am meisten am Beginn der Bewegung (vom Sitzen aufstehen) und bei Anstrengung stark empfunden. Leichte Bewegung bessert den Schmerz. Lässt der Schmerz nach, folgt oft eine große Schwäche, die zum Hinlegen zwingt.

Muskelschwäche, Lähmung

Kalium phosphoricum stärkt die Muskeln (siehe auch Ferrum phosphoricum). Ein Mangel führt zu Muskelschwäche bis hin zu einer echten Muskel- oder Nervenlähmung.

Geschwürbildungen

Die Störung in der Nervenversorgung führt dazu, dass die Ernährung des Gewebes soweit gestört ist, dass Zellen zugrunde gehen. Es entstehen Geschwüre: Magengeschwüre, Dünndarmgeschwüre.

Die Absonderungen sind faulig, stinkend, schmierig oder ätzend

Dies können der Mundgeruch, eine Wunde, der Stuhlgang, die Hautausdünstung, die Winde … sein.

Folgen von Überanstrengungen

Kalium phosphoricum heilt Krämpfe, Schmerzen und Entzündungen, die durch Überanstrengungen entstanden sind (siehe auch Ferrum phosphoricum).

Herzschwäche

Kalium phosphoricum ist das wichtigste Herzstärkungsmittel.

Schlafstörungen

Es ist das Hauptmittel bei nervöser Schlaflosigkeit. Dies kann eine nervöse Schwäche oder eine Gereiztheit sein. Es sollte jedoch nicht zu spät abends (nach 18 Uhr) genommen werden. Für Schlafstörungen mit innerer Unruhe ist Magnesium phosphoricum das Hauptmittel.

Verschlimmerung / Besserung / Verlangen

Alle Beschwerden werden besser im Liegen, in Ruhe. Es besteht ein starkes Verlangen, sich hinzulegen. Die Beschwerden sind am Anfang der Bewegung schlimm, werden bei fortlaufender Bewegung besser und bei Anstrengung wieder schlechter.

Kalium chloratum D6

Ist das Heilmittel bei:

- Schleimhautentzündungen mit viel weißem, weißgrauem, zähem, dickem Schleim, der sich nur schwer löst
- entzündlichen Schwellungen, die durch die Einnahme von Ferrum phosphoricum nicht vergehen
- Hautausschlägen mit mehlartigem Belag
- Schmerzen, wenn Bewegung verschlimmert und Wärme bessert
- Impfungen
- Blutungen, wenn das Blut schwarz, dick und zäh ist

Kalium chloratum D6

Nr. 4

Kalium chloratum hat die Aufgabe Faserstoff zu binden. Bei jeder Entzündung wird Kalium chloratum zur Neutralisierung von Krankheitsgiften benötigt. Dabei geht die Bindung mit dem Faserstoff verloren. Dieser wird als weißer, weißgrauer Schleim auf der Schleimhaut sichtbar. In der Haut entstehen Entzündungen mit Schwellungen. Das Stadium der Schleimbildung ist das fortgeschrittene Entzündungsstadium. Es wird daher oft nach dem Ferrum phosphoricum (das Mittel für die Entzündung am Beginn) gebraucht. Es besteht die Gefahr, dass sich die Krankheit nach dem akuten Abwehrkampf festsetzt und chronisch wird. Kalium chloratum ist ein Mittel, das meist bei nicht mehr ganz akuten Krankheiten gebraucht wird.

Entzündungen der Schleimhäute

Es ist das Heilmittel, wenn bei einer Entzündung Schleim abgesondert wird, der weiß, weißgrau oder undurchsichtig ist. Der Schleim ist zäh, dick und löst sich nur schwer. Kalium chloratum heilt: Schnupfen, Husten, Heiserkeit, Bronchitis, Magenschleimhautentzündung, Nebenhöhlenentzündung … wenn der Schleim wie oben beschrieben ist.

Schwellungen

Wenn bei einer Entzündung eine starke Schwellung entsteht (aber kein Eiter!), und das Ferrum nicht mehr hilft, ist Kalium chloratum das Heilmittel zur Lösung der Schleimansammlung (zum Beispiel Mumps).

Schmerzen

Die Schmerzen werden nur in Bewegung empfunden, oder sind

Antlitzzeichen

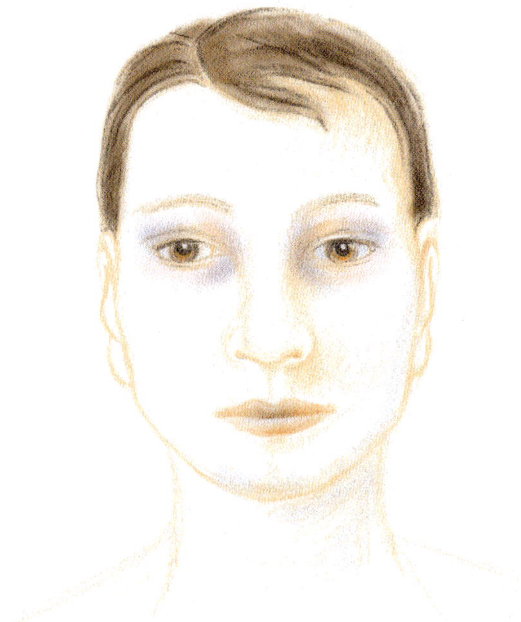

Kalte Blässe

An Oberlid und Unterlid, aber auch im ganzen Gesicht, zeigt sich eine milchig-rötliche, milchig-bläuliche Färbung. Diese Blässe kann auch den ganzen Körper betreffen Ein weiters Zeichen ist, wenn sich Besenreißer auf den Wangen bilden.

schlimmer in Bewegung (siehe dazu auch Ferrum phosphoricum)! Die Anwendung von Wärme bessert, Kälte verschlimmert alle Beschwerden.

Impfungen

Kalium chloratum bindet Gifte und sollte daher vier Wochen vor der Impfung zur Vorbeugung vor Impfschäden genommen werden. Silicea ist das zweite Mittel, das hier wichtig ist. Kalium chloratum und Silicea können im Wechsel eingenommen werden. Bei Impfschäden sind Natrium phosphoricum und Kalium chloratum die Hauptmittel.

Blutung

Der Faserstoff macht das Blut dick, zäh und schwarz. Das Blut fließt schlecht und verhindert eine gute Durchblutung. Die Folge ist, dass sich viele Besenreißer bilden.

Wunden

Wenn sich an der Wunde wulstiges, wildes Fleisch bildet, ist Kalium chloratum das Heilmittel (siehe noch Silicea).

Husten

Kalium chloratum ist ein sehr wichtiges Hustenmittel. Der Husten ist hartnäckig, und der Schleim ist wie auf Seite 48 beschrieben.

Beschwerden durch scharfe Gewürze, Fett, Kuchen

Kalium chloratum ist bei der Fettverdauung wichtig. Der Stuhl ist sehr hell und öfters auch grau.

Verschlimmerung / Besserung

Wärme bessert und wird als angenehm empfunden. Bewegung und Kälte verschlimmern alle Beschwerden.

Natrium chloratum D6

Ist das Heilmittel bei:

- gedunsenem Gesicht, Ödemen
- Matt, schläfrig und zum Weinen geneigt
- wässrigem Schnupfen
- trockener Haut und Schleimhaut
- Hautausschlag mit wässrigem Inhalt
- Verbrennungen mit Blasenbildung
- kalten, einschlafenden Händen und Füßen
- Insektenstichen
- wässrigem Durchfall und Verstopfung

Natrium chloratum D6

Nr. 8

Natrium chloratum regelt den gesamten Wasserhaushalt und ist für die gesamte Bewässerung des Körpers zuständig. Das Natrium chloratum (Kochsalz) bringt das Wasser in die Zellen. Dabei vergrößert sich die Zelle. Eine Störung in der Bewässerung zeigt sich durch:

- Wasseransammlung im Gewebe (Schwellung)
- Vermehrte Ausscheidungen von klarem Wasser oder glasigem Schleim
- Starker Trockenheit

Der gesamte Stoffwechsel der Zelle ist von der Wasseraufnahme abhängig. Eine Störung führt zu Energiemangel und verminderter Wärmeproduktion. Die Hände und Füße werden kalt, es entsteht eine große Müdigkeit und Schläfrigkeit. Das Natrium chloratum ist ein sehr wichtiges Mineralsalz in der Biochemie. Es wird in akuten und chronischen Krankheiten gleich gebraucht.

Wasseransammlungen

Die Zellen können das Wasser nicht mehr aufnehmen. Es bleibt in den Zwischenzellräumen liegen. Es entsteht ein gedunsenes Gesicht, Ödeme und schwabbeliges Gewebe.

Matt, schläfrig, zum Weinen geneigt

Menschen mit einem Natrium-chloratum-Mangel sind kraftlos, matt, müde, schläfrig. Sie befinden sich in einer melancholischen Stimmung und sind zum Weinen geneigt (siehe noch Kalium phosphoricum).

Zu wässrige Schleimhaut

Trifft eine Natrium-chloratum-Störung die Schleimhaut, tritt klares, durchsichtiges Wasser oder glasiges, schleimiges Sekret aus. Dies zeigt sich dadurch, dass die Tränen rinnen. Es ist daher das wichtigste Heuschnupfenmittel. Die Nase rinnt, der Speichel

Antlitzzeichen

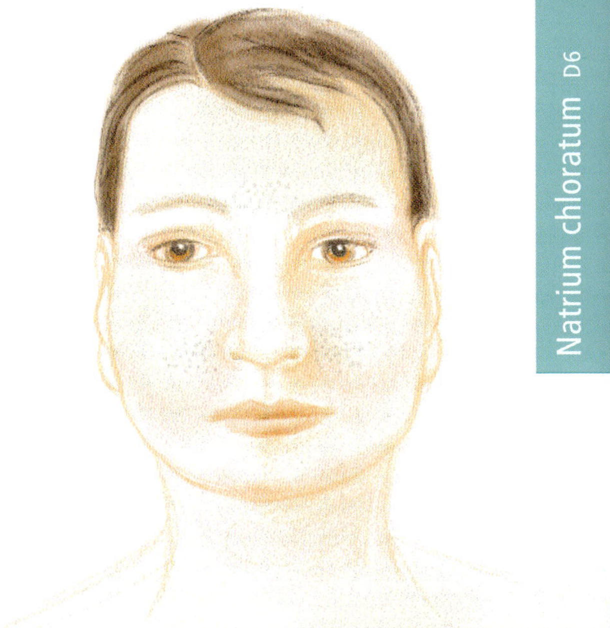

Gedunsen, aufgeschwemmt
Dies erkennt man an erweiterten Poren an der Nase, an den Wangen oder an der Stirn. Die Schwellungen sehen wie die Schale einer Zitrusfrucht aus.

Schmieriger Hautstreifen am Unterlid
Es sieht wie der feuchte Glanz einer Schneckenspur aus.

Platzbacken
Das sind pralle, gedunsene, gespannte Backen.

rinnt, es entsteht ein wässriger oder schleimiger Durchfall. Es wird Wasser erbrochen und viel Schweiß abgesondert.

Zu trockene Schleimhaut

Wird zu wenig Flüssigkeit gebildet, wird die Haut und die Schleimhaut trocken. Es entsteht das Gefühl von Sand in den Augen. Der Mund, die Nase, der Stuhl, die Haut, die Gelenke, alles ist stark ausgetrocknet.

Es herrscht Kälte und Blutarmut im Körper

Bei einem Natrium-chloratum-Defizit wird zu wenig Wärme produziert. Die Folge ist, dass Kälte entsteht. Die Füße, Hände und Nasenspitze werden kalt, man fröstelt ständig, der kalte Luftzug wird nicht vertragen, man friert dauernd (siehe Silicea). Weiters wird zu wenig Blut gebildet. Es ist daher neben dem Calcium phosphoricum das zweite wichtige Mittel für die Blutschwäche, Anämie.

Einschlafen der Hände und Füße

Ist ein sicheres Zeichen für eine Natrium-chloratum-Störung.

Kopfschmerzen, Zahnschmerzen, Gesichtsschmerzen …

Natrium chloratum heilt Schmerzen mit Tränenfluss, mit viel Mundspeichel (er fließt beim Liegen aus dem Mund), mit rinnender Nase, mit viel oder keinem Durst.

Die Absonderungen sind

1. wässrig, durchsichtig, rinnend
2. glasig, schleimig durchsichtig, oder wie gekochte Stärke
3. ätzend, salzig, wund machend (siehe Kalium phosphoricum)

Durchfall und Verstopfung

Zu viel Schleimabsonderung im Darm führt zu wässrigem oder schleimigen Durchfall. Zu wenig Schleimabsonderung des Darms verursacht Verstopfung. Der Stuhl wird trocken und hart.

Insektenstiche

Es ist das Hauptmittel bei allen Insektenstichen. Es sollte dabei innerlich und äußerlich angewendet werden.

Schlundbrennen

Natrium chloratum reguliert die Magensäure. Es ist das Heilmittel, wenn Brennen in der Speiseröhre empfunden wird.

Verschlimmerung / Besserung / Verlangen

Es besteht ein starkes Verlangen nach Salz, eine Abneigung oder ein Verlangen nach sauren und stark gewürzten Speisen. Am Morgen, bei feuchtem, nebligem und nasskaltem Wetter, bei geistiger Anstrengung und bei Kälte sind alle Beschwerden schlimmer. Am Abend, bei Ruhe, bei trockenem, warmem Klima verbessern sich alle Beschwerden.

Natrium phosphoricum D6

Ist das Heilmittel bei:

- Säureüberschuss
- Krankheiten der Kinder durch Übersäuerung
- sauer riechenden Absonderungen
- gelben, honiggelben Sekreten
- Wunden, die nicht heilen
- Gicht und rheumatischen Beschwerden
- Verdauungsbeschwerden durch fette Speisen

Natrium phosphoricum D6 Nr. 9

Natrium phosphoricum ist das Säuremittel der Biochemie. Es heilt Zustände im Körper, die durch ein Übermaß an Säure entstehen. Es bindet Säure und unterstützt deren Ausscheidung und regelt somit mit dem Natrium chloratum den Säure-Basenhaushalt. Da die Säure alle Gewebe gegen Krankheiten widerstandslos macht, entsteht eine große Anfälligkeit für viele Krankheiten. Die Hauptursache für den Säureüberschuss ist die Ernährung. Die Hauptsäureproduzenten sind: Zucker, Weißmehlprodukte, Süßigkeiten, Kaffee, selbst gemachte Säfte (Zuckerwasser), Säfte allgemein, alle Konzentrate, Wassermangel … Ohne Umstellung der Ernährung und des Trinkverhaltens ist eine Entsäuerung auf Dauer nicht möglich!

Übersäuerung des Gewebes

Die Zeichen der Übersäuerung sind: sauer riechende Absonderungen, wie saures Erbrechen, saurer Schweiß, saurer Urin, sauer riechender Durchfall, saurer Fußschweiß. Bildet sich zu viel Magensäure entsteht saures Aufstoßen oder Sodbrennen. Es brennt unten im Magen (siehe auch Natrium chloratum).

Krankheiten von Kindern

Kinder sind sehr oft übersäuert. Man kann die Säure meist an der Hautausdünstung, am Urin und am Stuhl riechen. Ein weiterer Hinweis ist, wenn Kinder gelblich-grünlichen Durchfall (wie gehackte Eier) haben. Der Popo ist wund.

Akne und Eiter

Es ist das wichtigste Mittel bei Eiterungen neben Silicea. Ein saures Milieu ist die Basis für Eiterungen.

Antlitzzeichen

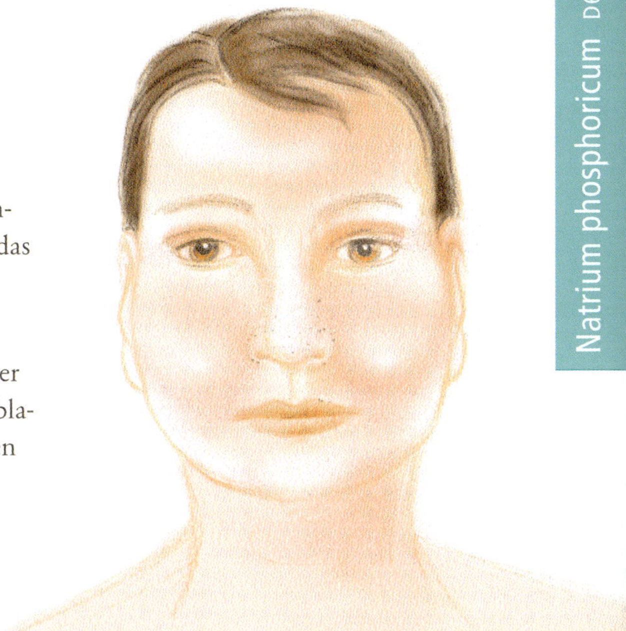

Fettige Ausschwitzung
Es zeigt sich ein fettiger Glanz besonders an Nasenrücken, Nasenflügeln, Kinn und Stirn. Es kann das ganze Gesicht fettig sein.

Viele Mitesser
sind kleine schwarze Punkte auf der Nase. Sie bilden sich durch die Ablagerung von harnsaurem Fett in den Poren.

Säureröte

- **Goldgelbe Absonderungen**
  Alle akuten und chronischen Entzündungen der Schleimhaut und Haut haben Sekrete, die gelb, honiggelb, eitrig, rahmartig aussehen. Die Zunge ist goldgelb belegt, das Gesicht ist gelb.

- **Schlecht heilende Wunden**
  Das saure Milieu des Gewebes ist die Ursache für schlecht heilende Wunden. Es entsteht eine starke Neigung zu Entzündungen (siehe noch Ferrum phosphoricum). Die Harnsäure macht alle Gewebe widerstandsunfähig gegen Krankheiten.

- **Akute, heftig bohrende** aber auch **dumpfe, quälende Schmerzen**
  Die Säure reizt die Nerven und macht Entzündungen. Es treten daher akute Schmerzen wie Hexenschuss, Nackenschmerzen, Ischias, Gelenksschmerzen und Nervenschmerzen auf. Bewegung und Wärme verschlimmern die Beschwerden.

Fette Speisen werden nicht vertragen

Natrium phosphoricum hilft, die Fette zu verdauen. Wenn fette Speisen nicht vertragen werden, ist dies ein Hinweis auf Natrium phosphoricum (siehe noch Kalium chloratum).

Drüsenschwellungen

Kommt die übermäßige Säure in die Lymphgefäße, führt dies zu entzündlichen Lymphschwellungen wie Mandelentzündung, Brustdrüsenentzündung (siehe dazu auch Magnesium phosphoricum).

Gicht und rheumatische Beschwerden

Im akuten Gichtanfall befindet sich zu viel Säure im Gelenk. Es kommt zur Gelenksentzündung. Natrium phosphoricum löst die Säure und scheidet sie aus (siehe noch Silicea).

Verschlimmerung / Besserung / Verlangen

Es besteht ein Verlangen nach Süßem.
Bewegung und Wärme verschlimmern bei der akuten gichtisch-rheumatischen Entzündung die Schmerzen.
Fettes Essen wird nicht vertragen.

Calcium fluoratum D12

Ist das Heilmittel bei:

- schwachem Gewebe
- Knochen- und Zahnerkrankungen
- Bandscheibenbeschwerden
- Verhärtungen
- viel Hornhaut und Hautklüften
- Schwangerschaftsstreifen

Calcium fluoratum D12

Nr. 1

Calcium fluoratum ist im Körper für die gesunde Geschmeidigkeit und ein starkes Gewebe verantwortlich. Immer, wenn im Körper etwas zu fest (hart, steif) wird, oder die Elastizität verloren geht, gibt Calcium fluoratum dem Gewebe die gesunde Geschmeidigkeit zurück. »Es macht zu Hartes weich und Erschlafftes straff«. Es ist daher das Elastizitätsmittel der Biochemie. Calcium fluoratum wird vor allem für chronische Krankheiten gebraucht und muss oft lange (viele Monate) eingenommen werden, bis sich die Geschmeidigkeit verbessert und Beschwerden verschwinden.

Schwaches Gewebe – Bindegewebeschwäche (siehe auch Silicea)
Die Folgen einer Gewebeschwäche sind:

1. das Bindegewebe wird unelastisch und reißt;
2. das Bindegewebe erschlafft, und die Haut hängt nach unten; es entstehen Falten.

Calcium fluoratum heilt daher: Hautschrunden, tiefe Furchen an den Fersen oder in der Hand, Aftereinrisse, Schwangerschaftsstreifen, rissige Hände und Lippen, Krampfadern, Hämorrhoiden, Organsenkungen, Gebärmuttervorfall, die Haut verliert ihre Spannkraft, Alterserscheinungen, Hängebauch, Hängebusen, Bänderschwäche, Leistenbruch, Nabelbruch, mangelnde Nachwehen nach der Geburt, Gebärmutterblutungen, Überbeweglichkeit der Gelenke.

Antlitzzeichen

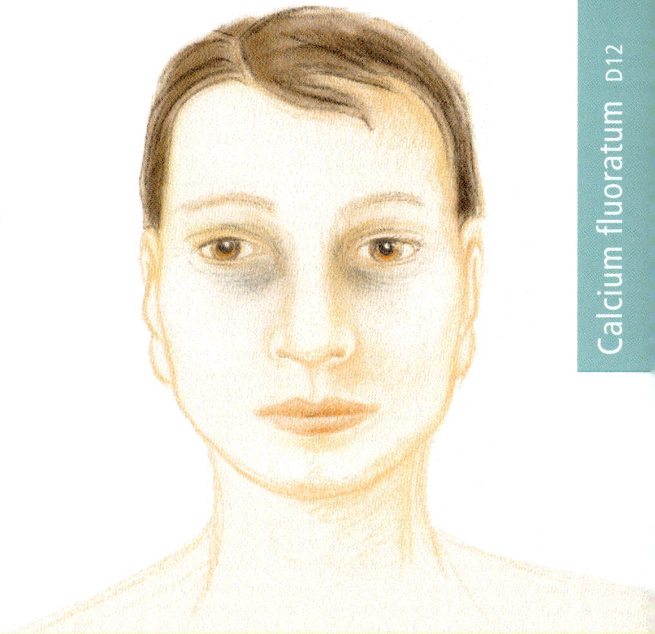

Würfelfalten
Das sind kleine Längs- und Querfalten, die sich am inneren Augenwinkel bilden.

Ein rötlich schwärzliche Färbung
bildet den Untergrund der Würfelfalten.

Hornhaut mit Rissen und Klüften
an Händen und Füßen

Zahn- und Knochenkrankheiten

Calcium fluoratum ist vor allem für die Elastizität der Knochen wichtig. Es ist wichtig bei allen Krankheiten, wo der Knochen brüchig und spröde wird (siehe auch Calcium phosphoricum). Weiters ist es das Heilmittel bei Knochenentzündungen und Knocheneiterungen (Silicea). Bei der Zahnbildung der Kinder ist Calcium fluoratum sehr wichtig. Es erleichtert den Zahndurchbruch und erhält den Zahnschmelz. Es ist daher wichtig bei der Neigung zu Karies.

Bandscheibenbeschwerden

Die Gewebeschwäche führt zum Verlust der geschmeidigen Bewegung der Wirbelsäule und der Gelenke. Die Folge ist: Steifigkeit der Gelenke, Hexenschuss, Bandscheibenvorfall, Bandscheibenschmerzen und Ischias (siehe noch Silicea). Der Schmerzcharakter ist brennend und ätzend.

Starke Hornhautbildung

Ein Mangel an Calcium fluoratum führt zur Bildung von einer dicken Hornschicht an Händen und Füßen. Es entstehen tiefe Furchen und Einrisse.

Steinharte Entzündungen

Es ist das Heilmittel bei Brustdrüsenentzündungen, Hodenentzündungen, Zahnentzündungen …, wenn sich die entzündete Stelle steinhart anfühlt.

Steinharte Auswüchse an Knochen

Calcium fluoratum ist das Heilmittel bei Überbeinen.

Schwangerschaftsstreifen

Es macht das Gewebe während der Schwangerschaft elastisch und verhindert die Erschlaffung nach der Geburt. Calcium fluoratum macht alle Gelenke und Bänder geschmeidig und sollte daher zur Erleichterung der Geburt (siehe noch Magnesium phosphoricum), während der Schwangerschaft eingenommen werden.

Auswurf

Es heilt Schleimhauterkrankungen, wenn der Schleim, der ausgehustet wird, wie kleine gelbliche Kügelchen oder wie Hirsekörner aussieht.

Verschlimmerung / Besserung

Wärme, warme Auflagen, Reiben, Ruhe, Schonung, mäßige Bewegung bessern die Geschmeidigkeit und daher alle Beschwerden. Kälte, körperliche und geistige Anstrengung, Übergang von Ruhe in Bewegung, alle extremen Temperaturen belasten die Geschmeidigkeit und verschlechtern daher alle Beschwerden.

Silicea D12

Ist das Heilmittel bei:

- allen Eiterungen
- der Aufsaugung von Blutergüssen
- Neigung zu Blutergüssen
- Krankheiten der Nägel und Haare
- schwachem Gewebe
- chronisch gichtischen, rheumatischen Beschwerden
- allgemeiner Kälte und Schwäche im Körper

Silicea D12

Nr. 11

Silicea ist das zweite Bindegewebemittel (neben Calcium fluoratum) der Biochemie. Während das Calcium fluoratum auf die Elastizität wirkt, aktiviert die Kieselerde die Aktivität des Bindegewebes. Alle Beschwerden sind auf das schlafende Bindegewebe zurückzuführen. Da kein Organ frei von diesem Gewebe ist, kann eine solche Bindegewebestörung jedes Organ krank machen. Sind die Bindegewebezellen nicht aktiv, wird zu wenig Energie und zu wenig Wärme produziert. Im Körper herrscht große Schwäche und eisige Kälte. Es besteht ein großes Verlangen, sich zu wärmen. Silicea ist bei chronischen Krankheiten eines der wichtigsten Mittel überhaupt. Silicea wirkt vor allem auf die Haut, Haare, Nägel und Schleimhaut. Es gibt dem Gewebe Halt und Festigkeit, und ist daher das biochemische Kosmetikum.

Eiterungen

Es ist das Hauptmittel bei allen Eiterprozessen im Körper (siehe auch Natrium phosphoricum). Es heilt daher Eiterpickel, Fistel, Abszesse, Zahneiterungen, eiternde Wunden. Es besteht eine starke Neigung zu schnell eiternden Wunden und Entzündungen.

Blutergüsse

Silicea aktiviert die Aufsaugkraft des Bindegewebes. Silicea ist das Heilmittel bei alten Blutergüssen, wenn sie zu langsam aufgesaugt werden.

Gewebeschwäche

Wenn die Festigkeit des Bindegewebes verloren geht, wird die Haut brüchig. Es entstehen Hautrisse, Krampfadern. Die Schwäche der Bandscheiben zeigt sich durch starke Abnützungen und Kreuzschmerzen (siehe auch Calcium fluoratum).

Antlitzzeichen

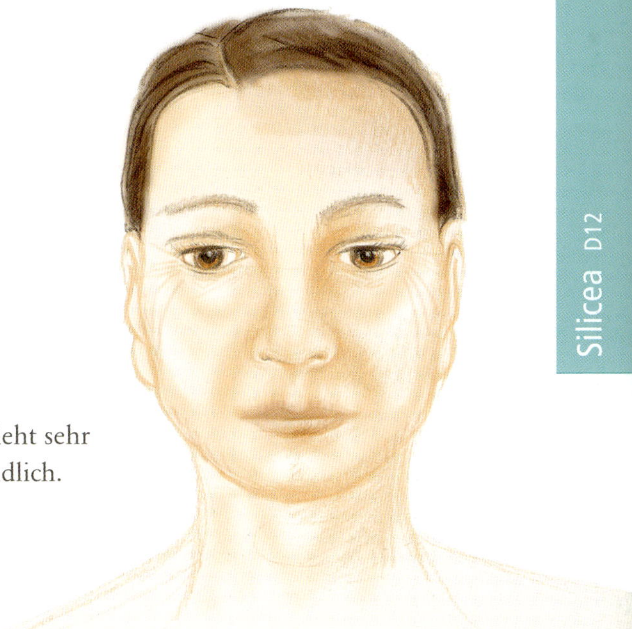

Lidhöhlen
Die Augen liegen tief in den Augenhöhlen.

Glanzglasur
Der Glanz ist nicht abwaschbar. Er zeigt sich nie an den Augen. Die Haut sieht wie poliert aus.

Die Haut ist durchscheinend
Sie sieht wie Pergament aus. Sie sieht sehr ungesund aus und ist sehr empfindlich.

Krähenfüße
Zeigen sich an den äußeren Augenwinkeln.

Neigung zu Blutergüssen

Durch das schwache Bindegewebe reißen die Blutgefäße leicht. Es entstehen bei den kleinsten Stößen Blutergüsse.

Erkrankungen der Nägel und Haare

Bei allen Krankheiten dieser Organe ist Silicea das Hauptmittel. Wenn sich die Zehennägel in Schichten auflösen, ist dies ein sicheres Zeichen für Silicea.

Es herrscht ein Bild der Kälte vor

Die Zellen bilden zu wenig Wärme, und so neigen die Menschen ständig dazu, zu frieren und zu frösteln. Alle Beschwerden werden schlimmer durch Kälte. Diese Menschen fürchten jeden Luftzug (siehe auch Natrium chloratum). Wärme, warmes Einhüllen, überhaupt jede Wärme bessert.

Stinkende, scharf- und übelriechende Schweiße

Übelriechender Kopfschweiß und Fußschweiß, generelle Störung des Schweißes (zu viel, zu wenig, unterdrückter Schweiß) sind Hinweise auf eine Störung der Bindegewebetätigkeit.

Überempfindlichkeit

Da die Nervenhüllen aus Bindegewebe bestehen, führt eine Störung zu: Geräuschempfindlichkeit, Lärmempfindlichkeit, Lichtempfindlichkeit, gereizten Nerven, Schreckhaftigkeit, Zucken beim Einschlafen (siehe noch Kalium phosphoricum).

Gichtisch-rheumatische Beschwerden

Silicea löst abgelagerte Harnsäurekristalle aus den Gelenken wieder auf und ist daher bei allen rheumatischen Krankheiten vor allem im chronischen Zustand sehr wichtig. Da das Natrium phosphoricum die Harnsäure in Lösung hält und zur Ausscheidung bringt, ist die Kombination beider Mittel sinnvoll.

Abbau von Bindegewebe

Wenn eine Siliceastörung herrscht, magert das Bindegewebe ab. Die Augen liegen sehr tief in der Höhle, die Haut wird durchscheinend.

Verschlimmerung / Besserung / Verlangen

Wärme und Ruhe bessern alle Beschwerden.
Bei Kälte, Nässe, Bewegung, kaltem Luftzug, kalter Jahreszeit und nachts sind alle Beschwerden schlimmer.

Natrium sulfuricum D6

Ist das Heilmittel bei:

- Harnverhalten und unwillkürlichem Harnabgang
- Verstopfung und Blähungen
- morgendlichem, grünlichem, galligem, stinkendem Durchfall
- Wassersucht im Gewebe (Ödeme)
- Erkrankungen der Leber, der Galle, des Dickdarms, der Bauchspeicheldrüse
- grünen, gelblichgrünen, wässrigen Absonderungen
- Grippe

Natrium sulfuricum D6 Nr. 10

Natrium sulfuricum ist das Ausscheidungsmittel der Biochemie. Es bringt alle durch den Stoffwechsel verbrauchten Flüssigkeiten zur Ausscheidung. Eine Störung führt zur Überladung des Körpers mit Schlacken. Da die Schlacken mit Wasser verdünnt werden, entstehen wässrige Schwellungen (siehe dazu noch Natrium chloratum). Natrium sulfuricum hat eine starke Wirkung auf viele Verdauungs-, Nieren- und Blasenbeschwerden. Es regt die Ausscheidung des Urins, die Tätigkeit des Darms und aller Verdauungssäfte an. Natrium sulfuricum hat in der Wirkung viele Ähnlichkeiten mit dem Natrium chloratum. Ein Mangel an diesen Salzen führt zu Wasseransammlungen (Ödemen). Oft ist die Unterscheidung schwierig. Natrium sulfuricum wird bei akuten und chronischen Krankheiten gebraucht.

Anregung der Nerven der Niere und Blase

Werden die Nervenzellen dieser Organe zu wenig angeregt, entsteht Harnverhalten. Der Urin geht zu wenig ab. Es staut sich Harnsubstanz im Körper.
Werden die Empfindungsnerven der Blase zu wenig angeregt, geht der Urin ab, ohne dass Harndrang entsteht. Es kommt zu Bettnässen oder unwillkürlichem Harnverlust.

Verdauungsstörungen wie Blähungen und Verstopfungen, morgendlicher Durchfall

Natrium sulfuricum regt die Absonderung der gesamten Verdauungssäfte an und verbessert daher die ganze Verdauungsleistung. Bei einer Störung entstehen viele Beschwerden wie: stinkende Winde, Blähungen, grünlicher Durchfall, Verstopfung mit Durchfall wechseln sich ab, es kann keine Kleidung um den Bauch vertragen werden, Bauchkollern und Bauchpoltern, chronischer

Antlitzzeichen

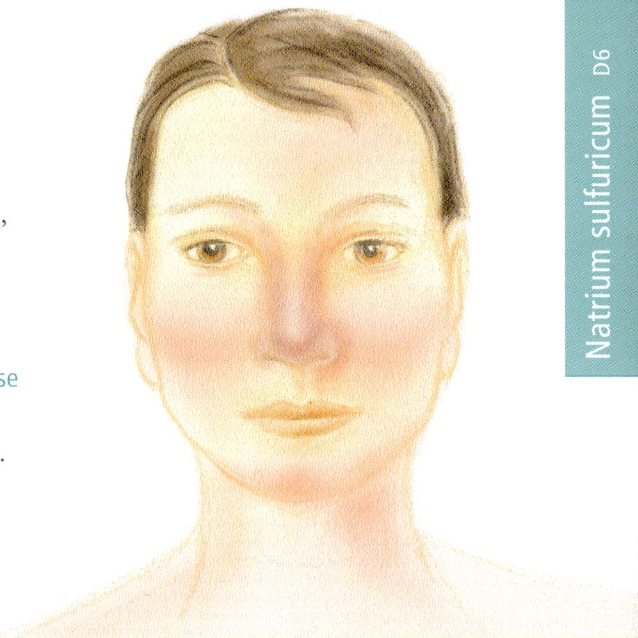

Grünliche, gelbliche (schwefelfarbene) Gesichtsfarbe
Meist sind die Stirn, die Schläfen, die Nase und die Wangen betroffen! Es ist oft ein Zeichen einer schweren Krankheit.

Entzündliche Röte und bläuliche Nase
Sie zeigt sich hauptsächlich an Nase und Wangen (Schnapsnase).

Durchfall. »Das Problem ist der Bauch«. Der plötzliche Durchfall ist ein Reinigungsprozess der Natur vom Schlackenstau.

Schwellungen, Wassersucht
Die verminderte Ausscheidung der Schlacken hat zur Folge: Ödeme, Gewebeschwellungen, Gesichtsschwellung, vor allem starke Schwellung des Augenunterlides.

Grüne, gelblich-grüne, wässrig-gallige Absonderungen
grünlicher Stuhl, Galleerbrechen, grüner Eiter … Die Zunge ist gelb-grünlich, gallig belegt.

Plötzliche, heftige, periodische Entzündungen
Die Beschwerden treten oft periodisch auf. Entzündungen entstehen immer dann, wenn sich genügend Schlacken angesammelt haben. Es ist eine Reinigungsreaktion und Heilreaktion der Natur!

Juckreiz

Die Schlacken reizen die Nerven. Es entsteht ein Juckreiz. Das Hauptmittel bei Juckreiz ist Magnesium phosphoricum.

Wenn der Stoffwechsel daniederliegt

Die Menschen frösteln ständig und es wird ihnen auch im Bett nicht warm. Es entsteht ein Gefühl der Schwere und Mattigkeit an den Waden, im Kopf oder am ganzen Körper.

Leber, Galle, Bauchspeicheldrüsenkrankheiten

Natrium sulfuricum regt die natürliche Tätigkeit dieser Organe an. Krankheiten haben zur Folge: Gelbsucht, Diabetes, Gallestau, Leberkrankheiten (siehe auch Kalium sulfuricum).

Gliederschmerzen bei Grippe

Natrium sulfuricum ist mit Kalium phosphoricum das Hauptmittel bei Gliederschmerzen und Grippe.

Verschlimmerung / Besserung / Verlangen

Feuchte Umgebung verschlimmert die Beschwerden (Gewässer, Nebel, feuchte Wohnung, feuchtes Wetter). Die Schmerzen treten meist periodisch auf und verschlimmern sich durch Kälte und bessern sich durch Wärme. Oft treten linksseitige Schmerzen (Hüfte) auf.

Kalium sulfuricum D6

Ist das Heilmittel bei:

- dem Gefühl der Schwere und Mattigkeit
- chronischen Haut- und Schleimhautkrankheiten
- gelbschleimigen Sekreten
- rheumatischen, wandernden Schmerzen, die in warmen, geschlossenen Räumen und abends stärker sind
- Verlangen nach frischer, kühler Luft
- Völlegefühl im Bauch

Kalium sulfuricum D6 Nr. 6

Kalium sulfuricum verbessert die Sauerstoffversorgung aller Zellen im Körper. Ein Mangel an Kalium sulfuricum hat einen Mangel an Sauerstoff im Gewebe zur Folge. Die Beschwerden haben daher den Charakter einer Schwere und Mattigkeit. Kalium sulfuricum regt die Verbrennung und die Energiebildung der Zellen an, so wie der Sauerstoff das Feuer anfacht. Es ist ein wichtiges Mittel für alle chronischen Krankheiten (chronische Krankheiten sind oft Sauerstoffmangelkrankheiten). Es sollte auch nicht im ganz akuten Entzündungsstadium angewendet werden. Kalium sulfuricum heilt das Endstadium der Entzündung und ist das Aufräummittel der Biochemie nach akuten Krankheiten. Die Hauptwirkung entfaltet das Mittel bei Hauterkrankungen, chronischen Schleimhauterkrankungen und Leberbeschwerden.

Schwere und Mattigkeit

Durch den Sauerstoffmangel entstehen folgende Symptome: Schweregefühl, Frostigkeit, Schwindel, Ängstlichkeit, Traurigkeit (siehe auch Kalium phosphoricum), nächtliches Herzklopfen, Kopf- und Gliederschmerzen.

Chronische Schleimhauterkrankungen

Die Absonderung von gelblichem Schleim zeigt den Kalium-sulfuricum-Mangel. Der Schleim ist aber nie ätzend. Kalium sulfuricum heilt Nasenentzündungen, Augenentzündungen, Ohrenentzündungen und Bronchitis, wenn der Schleim wie oben beschrieben ist. Die Zunge ist gelblichschleimig belegt.

Hauterkrankungen

Kalium sulfuricum ist das Hauptmittel bei allen chronischen Hauterkrankungen. Es beschleunigt die Bildung neuer Haut- und

Antlitzzeichen

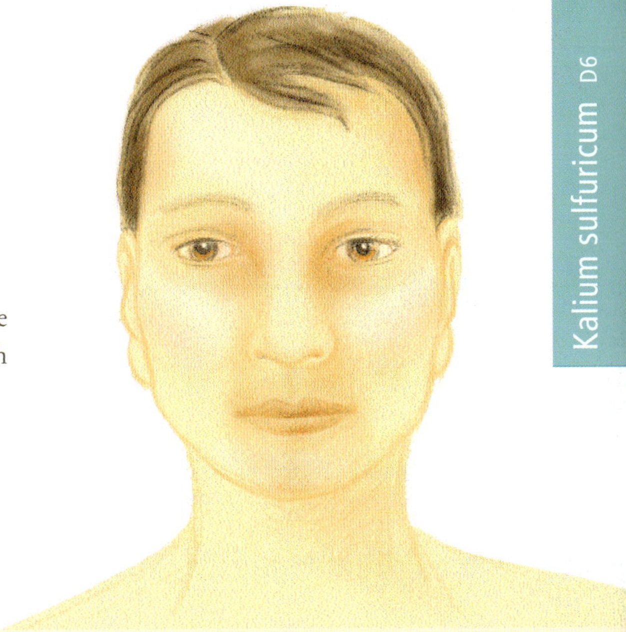

Braungelbe Gesichtsfarbe
(wie sonnengebräunt) ockerfarbene Gesichtsfarbe im gesamten Gesicht, aber auch an einzelnen Stellen. Die braungelbe Färbung findet man vor allem um das Auge und um den Mund. Teilweise auch auf den Wangen.

Braune Pigmentflecken

Schleimhautzellen. Es heilt daher Krankheiten mit starker Hautabschuppung, wie nach Scharlach oder Masern.

Gelber Schleim
Alle Erkrankungen mit der Absonderung von gelbschleimigem Sekret (eventuell bräunlich) brauchen zur Heilung Kalium sulfuricum.

Wandernde Schmerzen
Kalium sulfuricum heilt Kopf-, Zahn- und Gliederschmerzen, die sich in geschlossenen Räumen, in der Wärme und gegen Abend verschlimmern. Sie werden in der frischen Luft und durch Kälte besser. Es sind rheumatische Schmerzen.

Frische Luft bessert
Es besteht ein großes Verlangen nach frischer Luft. Die Fenster müssen immer offen sein.

Depressionszustände

Es herrschen ähnliche Depressionszustände wie bei Kalium phosphoricum vor. Kalium sulfuricum ist oft als Heilsalz angezeigt, wenn Kalium phosphoricum bei Depressionen nicht wirkt.

Verdauungsmittel (Leberzellmittel)

Es ist das Hauptmittel, wenn Bauchbeschwerden von einem starken Druck- und Völlegefühl begleitet sind. Der Zungenbelag ist gelbschleimig. Die Verdauungsbeschwerden sind von einer Leberstörung begleitet.

Krankheiten, die dazu neigen, sich nach innen zu schlagen

Kalium sulfuricum ist vor allem dann angezeigt, wenn Krankheiten dazu neigen, chronisch zu werden, oder wenn eine Krankheit nicht ausheilen will.

Wenn ein gut gewähltes Mittel nicht wirkt

Es kann eine Reaktionsstarre der Heilkraft auflösen und als Zwischenmittel gegeben werden, wenn die Heilwirkung ausbleibt.

Verschlimmerung / Besserung / Verlangen

Es besteht ein starkes Verlangen nach frischer Luft.
Im Freien, durch Kälte und durch frische kühle Luft bessern sich die Beschwerden.
Durch Wärme, am Abend, in warmen Zimmern werden alle Beschwerden schlimmer.

Die wichtigsten Krankheiten

Doktor Schüßler schreibt:

Man würde der Biochemie Unrecht tun, wollte man sie als ein selbstständiges Heilverfahren, das alle anderen überflüssig macht, bezeichnen. Es hieße das, die Biochemie in eine völlig schiefe Stellung zu bringen.

Bei der Auswahl der Mittel ist es zum Vorteil, der Krankheit nie einen Namen zu geben. Ein Krankheitsname verhindert das genaue Betrachten. Sind bei dem Krankheitsbild mehrere Mittel angegeben, muss dasjenige Mittel genommen werden, das den Krankheitszustand am genauesten trifft. Zur genauen Unterscheidung betrachte man die Mittelbilder. Im Zweifelsfalle können auch zwei Mittel im Wechsel eingenommen werden.

Wichtig!

Bei allen Krankheiten, Verletzungen, Verbrennungen, bei jeder unklaren, bedrohenden und länger dauernden Beschwerden, muss ein Arzt zur Abklärung herangezogen werden. Der größte Fehler, der gemacht werden kann, ist zu glauben, dass mit der Anwendung von Schüßlersalzen jede ärztliche Behandlung überflüssig ist. Dies gilt für alle Krankheitsempfehlungen!

Krankheit am Beginn

Ferrum phosphoricum sollte immer bei den ersten Krankheitsanzeichen (wenn man merkt, dass man krank wird, alle Stunden 1 Tablette lutschen) eingenommen werden. Je früher es dabei eingenommen wird, desto besser ist die Wirkung.

Asthma

- Kalium phosphoricum
  Ist das Hauptmittel bei nervösem Asthma.
- Magnesium phosphoricum
  Ist das zweite Mittel bei nervösem Asthma. Das Asthma ist mit starken Blähungen begleitet.

Ansonsten siehe unter Schleimhauterkrankungen und unterscheide nach der Farbe des Schleims.

Aufstoßen und Sodbrennen

- Natrium chloratum
  Ist das Hauptmittel beim Schlundbrennen (Brennen bis in den Hals herauf).
- Natrium phosphoricum
  Bei übermäßiger Säure, Aufstoßen von Säure und Sodbrennen (Brennen unten im Magen).
- Ferrum phosphoricum
  Bei Aufstoßen von Speisen.
- Natrium sulfuricum
  Bei bitterem Aufstoßen.
- Magnesium phosphoricum
  Bei Luftaufstoßen ohne Besserung und bei Krämpfen.

Augenkrankheiten

- Ferrum phosphoricum
  Ist das Hauptmittel bei Entzündung mit Röte, Hitze und Schmerzen ohne Absonderung von Flüssigkeiten. Es ist das Anfangsmittel bei Gerstenkorn und Hagelkorn.

ENTSCHEIDEND IST DIE FARBE DES SEKRETS

- Kalium chloratum
  Weiß, weißgrau
- Natrium chloratum
  Wässrig, schleimig, eventuell auch ätzend und brennend
- Kalium sulfuricum
  Gelbschleimig
- Natrium phosphoricum
  Eitrig, honiggelb, dick, rahmartig
- Natrium sulfuricum
  Grün, gelblichgrün

ALLGEMEINES

- Natrium phosphoricum
  Ist das Hauptmittel bei Augenentzündung Neugeborener. Ansonsten siehe die Farbe des Sekrets.
- Kalium phosphoricum
  Bei starker Lichtempfindlichkeit.
- Natrium phosphoricum und Magnesium phosphoricum
  Bei Funkensehen.

- Magnesium phosphoricum
  Bei krampfhaftem Schielen, oder bei stechenden Schmerzen.
- Natrium sulfuricum
  Ist das Hauptmittel, wenn die Augenlider geschwollen sind.
- Natrium chloratum
  Wenn die Augen sehr schnell tränen (im Freien, bei Wind) oder sehr trocken sind. Es ist, als hätte man Sand im Auge.
- Kalium phosphoricum
  Bei Überanstrengung der Augen.
- Calcium fluoratum und Silicea
  Bei Gerstenkorn und Hagelkorn.

SCHMERZEN

- Ferrum phosphoricum
  Bei entzündlichen Schmerzen. Die Augenbewegung schmerzt, und Kälte ist angenehm.
- Magnesium phosphoricum
  Ist das Heilsalz bei nervösem, stechendem Schmerz, wenn Wärme bessert.
- Kalium phosphoricum
  Bei allgemeiner nervöser Schwäche. Es herrscht eine nervöse, gereizte und depressive Stimmung.
- Natrium phosphoricum und Silicea
  Bei rheumatischen Schmerzen.
- Natrium chloratum
  Schmerzen mit viel Tränenfluss oder starker Augentrockenheit.

Auswürgen von Schleim

Magnesium phosphoricum ist das Hauptmittel. Ist der Schleim, der ausgewürgt wird, weiß, kommt Kalium chloratum als Heilmittel in Frage, ist der Schleim wässrig, glasig und durchsichtig, dann heilt Natrium chloratum.

Bauchbeschwerden

Bei akuten Magenbeschwerden (Magenentzündung) sind die Hauptmittel:

- Ferrum phosphoricum
  Heilt die akute Magenentzündung, wenn Schmerzen, Erbrechen von unverdauten Speisen, Fieber und aufgetriebener Bauch das Krankheitsbild beherrschen. Die Schmerzen sind nach dem Essen schlimmer.
- Kalium phosphoricum
  Ist das Heilmittel, wenn die Krankheit fortgeschritten ist, so dass eine große Schwäche und Kräfteverfall auftreten.
- Magnesium phosphoricum
  Heilt starke Krämpfe, die zum Zusammenkrümmen zwingen. Es besteht ein Verlangen, eine Wärmflasche aufzulegen.

Die wichtigsten Mittel für länger dauernde (chronische) Magenbeschwerden sind:

- Ferrum phosphoricum
  Bei Erbrechen von Speisen. Verschlimmern sich die Beschwerden nach dem Essen und wird Druck auf die Magengegend nicht vertragen, dann heilt das Eisen.
- Magnesium phosphoricum
  Ist das Hauptmittel bei Krämpfen, wenn sich der Magen zusammenzieht. Die Schmerzen zwingen zum zusammengekrümmten Liegen. Wärme und Druck bessern die Beschwerden. Das Aufstoßen von Luft bringt keine Erleichterung.
- Natrium chloratum
  Bildet sich bei Magenschmerzen viel Mundspeichel, wird Schleim erbrochen, oder besteht Stuhlverstopfung, dann hilft Natrium chloratum.
- Kalium chloratum
  Ist das Heilmittel, wenn der Zungenbelag weiß ist. Kalte Getränke verschlimmern die Beschwerden und werden gemieden.
- Kalium sulfuricum
  Ist ein weiteres wichtiges Mittel bei chronischen Magenbeschwerden. Es ist ein Druck- und Völlegefühl vorhanden, und der Zungenbelag ist gelbschleimig belegt.
- Natrium sulfuricum
  Bei Blähungskoliken und Verstopfung. Es herrschen viele Verdauungsbeschwerden.
- Magnesium phosphoricum
  Bei Blähungskoliken mit dem Drang, die Beine anzuziehen (besonders bei Kindern). Die Krämpfe können mit und ohne Durchfall auftreten. Es löst Gallenkoliken.
- Magnesium phosphoricum
  Wenn kurz vor der Stuhlentleerung (Durchfall) starke Bauchkrämpfe auftreten.
- Natrium phosphoricum
  Bei Sodbrennen oder Beschwerden nach Fettgenuss. Es ist das Heilsalz bei Erbrechen von saurer Flüssigkeit.
- Kalium phosphoricum
  Ist das Hauptmittel beim Magengeschwür oder bei der Magenerweiterung.

Bettnässen

- Natrium sulfuricum
  Ist das Hauptmittel.
- Kalium phosphoricum
  Bei lokaler Nervenschwäche oder bei nervenschwachen und reizbaren Menschen.

- Magnesium phosphoricum
  Bei Krämpfen.
- Ferrum phosphoricum
  Bei innerer Hitze.
- Natrium phosphoricum
  Bei Würmern.

Blähungen

- Magnesium phosphoricum
  Ist das Hauptmittel, wenn die Beschwerden durch Wärme (Wärmflasche) und Druck besser werden.
- Natrium sulfuricum
  Bei lauten Darmgeräuschen (versetzte Blähungen). Das Mittel verbessert die gesamten Verdauungssäfte. Die Beschwerden werden besser, wenn die Blähungen abgehen. Blähungsschmerzen mit Verstopfung sind ein deutlicher Hinweis auf Natrium sulfuricum.
- Natrium phosphoricum
  Bei Sodbrennen und bei allgemeinem Säurebild (siehe Mittelbild).
- Kalium phosphoricum
  Ist das Heilmittel, wenn die Winde ganz stark stinken, und der Stuhl schmierig ist.
- Kalium sulfuricum
  Tritt ein starkes Völlegefühl im Bauch auf, ist Kalium sulfuricum das Hauptmittel.
- Silicea
  Blähungen mit viel Poltern im Bauch.
- Natrium chloratum
  Tritt bei der Anwendung von Natrium sulfuricum nicht der gewünschte Erfolg ein, sollte Natrium chloratum genommen werden. Suche nach weiteren Symptomen, die eine Anwendung von Natrium chloratum (kalte Hände, kalte Füße …) anzeigen.

Blasenentzündung

- Natrium phosphoricum
  Ist das Hauptmittel bei akuter Blasenentzündung.
- Silicea
  Entspricht mehr der chronischen Entzündung.
- Natrium chloratum
  Wenn starkes Brennen auftritt.

Die Anwendung weiterer Heilsalze richtet sich nach der Absonderung von Schleim im Urin oder anderen hervortretenden Symptomen.

Bluterguss

- Ferrum phosphoricum
  Ist das Mittel für die frische Verletzung!

- Kalium chloratum
  Sollte nach dem Eisen eingenommen werden, wenn die Schwellung mit dem Eisen nicht weichen will.
- Silicea
  Ist das Hauptmittel bei alten Blutergüssen, die lange zu sehen sind, oder bei der Neigung zu Blutergüssen (eventuell Kalium phosphoricum).

Blutungen

- Ferrum phosphoricum
  Ist das Mittel für alle frischen Verletzungen. Das Blut ist hellrot und gerinnt schnell zu einer gallertartigen Masse. Es ist das Hauptmittel für das Nasenbluten von Kindern.
- Kalium phosphoricum
  Das Blut ist dünnflüssig und gerinnt nicht. Es besteht eine starke Neigung zum Zahnfleischbluten und Nasenbluten.
- Kalium chloratum
  Das Blut ist schwärzlich, dick und zäh.
- Natrium chloratum und Kalium phosphoricum
  Sind die Mittel, wenn Blut nicht leicht gerinnt.
- Ferrum phosphoricum, Kalium chloratum, Calcium fluoratum
  Sind die Hauptmittel, wenn bei Hämorrhoiden Blutungen auftreten. Ferrum phosphoricum, wenn starke Schmerzen und Entzündungen auftreten. Calcium fluoratum macht die Blutgefäße fester und geschmeidiger, so dass sie nicht so schnell reißen können.
- Ferrum phosphoricum, Calcium fluoratum, Kalium phosphoricum
  Sind die Hauptmittel für Gebärmutterblutungen. Zur Unterscheidung betrachte die Mittelbilder!

Brustdrüsenentzündungen

- Natrium phosphoricum
  Ist das Hauptmittel.
- Ferrum phosphoricum
  Ist das Heilsalz für das niedrige (unter 39 Grad) Fieber. Eventuell kann es im Wechsel mit Natrium phosphoricum genommen werden.
- Kalium phosphoricum
  Ist das Heilsalz, wenn das Fieber steigt oder eine große Schwäche auftritt. Es muss auch angewendet werden, wenn sich Eiter bildet, der stark stinkt.
- Silicea
  Ist das Hauptmittel, wenn sich Eiter bildet. Es kann im Wechsel

mit Natrium phosphoricum eingenommen werden.

- Calcium fluoratum
  Wenn die Brust verhärtet ist.

Diabetes

- Natrium sulfuricum
  Ist das Hauptmittel zur Behandlung des Diabetes.

Die Anwendung weiterer Mittel richtet sich nach auftretenden Symptomen.

Durchfall

- Natrium chloratum
  Ist das Heilmittel, wenn der Durchfall wässrig, schleimig und durchsichtig ist.
- Kalium phosphoricum
  Hilft, wenn der Durchfall aashaft stinkend, faulig und wässrig ist.
- Natrium sulfuricum
  Ist eines der Hauptmittel bei Durchfall, wenn die Entleerung wässrig und gallig ist. Weitere Hinweise sind: Blähungskoliken, Durchfall oft morgens, chronischer Durchfall, viele Darmbeschwerden, Bauchkollern und viel Gase.
- Ferrum phosphoricum
  Ist das Heilmittel, wenn der Stuhl unverdaut ist.
- Natrium phosphoricum
  Der Durchfall riecht sehr sauer und stellt sich vor allem nach fetten Speisen (siehe noch Kalium chloratum) ein. Die Entleerung ist gelblich, eitrig und blutig-eitrig. Kleinkinder haben öfters gelblich-grünen Durchfall (wie gehackte Eier).
- Kalium chloratum
  Bei weißschleimigem, lehmfarbigem Stuhl.
- Magnesium phosphoricum
  Bei Durchfall mit Leibschmerzen vor jeder Entleerung und Bauchkrämpfen, ist Magnesium phosphoricum das Heilsalz.
- Calcium phosphoricum
  Durchfall besonders bei Kindern beim Zahnen, nach Eisgenuss und nach Genuss von saurem Obst (unreifes Obst).

Entzündung

- Ferrum phosphoricum
  Heilt das Kampfstadium. Es ist das Heilmittel am Anfang jeder Entzündung. Schmerzen, Hitze und Röte kennzeichnen den Zustand. Wärme und Bewegung verschlimmert, Kälte bessert die Beschwerden.
- Kalium chloratum
  Ist das Heilmittel bei der entzündlichen Schwellung, wenn eine

Erkrankung ins Chronische übergeht. Das Eisen hilft nicht mehr, und es ist kein Eiter vorhanden. Es heilt Entzündungen der Schleimhaut mit weißgrauem, weißem Schleim (Zungenbelag). Wärme bessert, Bewegung verschlimmert die Beschwerden.

- Kalium sulfuricum
  Ist für die Ausheilung der Entzündung zuständig. Es ist das Aufräumstadium. Der Schleim ist gelblich, gelbbräunlich. Die Haut ist im Abschuppungsstadium. Setzt sich eine Krankheit fest, wird sie chronisch, kann Kalium sulfuricum die Erkrankung nach außen bringen. Die Wärme verschlechtert, frische Luft und Kühle bessert die Beschwerden.

Erbrechen

- Ferrum phosphoricum
  Es ist das Heilsalz bei Speiseerbrechen, oder bei Erbrechen saurer Flüssigkeit und Speisen.
- Natrium phosphoricum
  Erbrechen von saurer Flüssigkeit.
- Natrium sulfuricum
  Erbrechen von Galle.
- Natrium chloratum
  Erbrechen von durchsichtigem fadenziehendem Schleim. Es ist das Heilsalz bei Wassererbrechen.
- Ferrum phosphoricum, Kalium phosphoricum, Natrium phosphoricum
  Bluterbrechen.
- Natrium phosphoricum
  Es ist das Hauptmittel bei Seekrankheit.
- Calcium phosphoricum und Calcium fluoratum
  Erbrechen während des Zahnens.
- Kalium chloratum
  Auswürgen von weißem Schleim.

Erkältung

- Ferrum phosphoricum
  Ist das Heilmittel gleich am Beginn der Erkältung und im Kampfstadium, Abwehrstadium mit Fieber und Schmerzen.

Ansonsten siehe bei Schleimabsonderung, Fieber, Schmerzen … nach.

- Kalium phosphoricum
  Ist das Hauptmittel, wenn man anfällig für Erkältungen ist.
- Natrium phosphoricum und Silicea
  Sind die Mittel für die Übersäuerung. Der übersäuerte Körper ist oft ein Grund, wenn Erkältungen immer wieder aufkommen (siehe Mittelbilder).

Das Fieber

Das Fieber ist ein körpereigenes, natürliches Mittel, um Feinde und eindringende Erreger abzuwehren. Sollte das Fieber über 39 Grad steigen, bekommen wir Angst und greifen zu fiebersenkenden Mitteln, um die Temperatur zu senken. Das Fieber ist jedoch die stärkste Abwehrreaktion des Köpers und sollte nur in Ausnahmefällen gesenkt werden. Unterdrücken wir das Fieber, bekommen wir die Folgen meist viel später zu spüren. Die Biochemie hat zwei Mittel für den Fieberzustand! Dabei wird jedoch nie das Fieber unterdrückt, sondern nur der Heilungsprozess gefördert.

- Ferrum phosphoricum bis 39 Grad
  Es ist das Hauptmittel bei niedrigem Fieber!
- Kalium phosphoricum über 39 Grad
  ist das Heilmittel, wenn zum Fieber Schwäche und Erschöpfung, Benommenheit, Schlafsucht, Kraftlosigkeit, Apathie, Symptome des Verfalls, Schlaflosigkeit, stinkender, schwächender Schweiß, fauliger stinkender Durchfall und Mundgeruch dazukommen. Treten diese Symptome schon bei einem Fieber unter 39 Grad auf, muss Kalium phosphoricum dem Eisen vorgezogen werden.

Alle weiteren Mittel sind zweitrangig und kommen nur dann in Frage, wenn die Erstgenannten keine Besserung bringen. Dabei müssen Nebensymptome (Schleimabsonderung, Schwäche und Schmerzen ...) zur Unterscheidung berücksichtigt werden.

Fußschweiß

- Silicea
  Ist das Hauptmittel bei Fußschweiß (siehe noch die Mittelbilder von Natrium phosphoricum oder Kalium phosphoricum).

Gedächtnisschwäche

- Kalium phosphoricum und Natrium chloratum
  Sind die Hauptmittel zur Verbesserung der Nervenschwäche und Gedächtnisschwäche.

Gehirnerschütterung

- Ferrum phosphoricum
  Für die Verletzung.
- Kalium phosphoricum

Ist das Hauptmittel für alle Nervenverletzungen.

- Natrium sulfuricum
  Wenn eine Schwellung auftritt (siehe noch Kalium chloratum).
- Magnesium phosphoricum
  Tritt nach der Kopfverletzung eine Sehstörung auf, ist Magnesium phosphoricum das Heilmittel.

Gelbsucht

- Natrium sulfuricum
  Ist das Hauptmittel. Es regelt den Gallefluss. Es reicht meist zur Heilung aus.
- Kalium chloratum, Kalium sulfuricum, Natrium chloratum
  Sie sind Zusatzmittel. Die Unterscheidung wird nach dem allgemeinen Beschwerdebild getroffen (Zungenbelag, Bauchbeschwerden, Erbrechen, Durchfall, Verstopfung, Blähungen …)

Gelenkknacken

- Natrium chloratum
  Ist das Hauptmittel.

Gelenkrheuma und Gicht

Die Hauptmittel sind Natrium phosphoricum und Silicea.

- Natrium phosphoricum
  Neutralisiert die Harnsäure. Sie ist die Basis für die Gicht. Es ist das Hauptmittel beim akuten Gichtanfall.
- Silicea
  Löst abgelagerte Harnsäure aus dem Gewebe. Es ist vor allem für den chronischen Zustand wichtig.

Weitere Mittel für die Schmerzen richten sich nach den jeweiligen Schmerzsymptomen.

Grippe

Die Hauptmittel bei Grippe sind: Natrium sulfuricum und Kalium phosphoricum.

- Natrium sulfuricum
  Ist das Hauptmittel bei Grippe, wenn starke Gliederschmerzen auftreten.
- Kalium phosphoricum
  Ist das Heilmittel bei hohem Fieber und Schwäche.
- Ferrum phosphoricum
  Ist nur ein Nebenmittel, wenn das Fieber niedrig ist.

- Kalium chloratum
  Ist das Heilmittel bei weißer oder weißgrauer Absonderung oder weiß belegter Zunge.

Haare

Natrium chloratum, Kalium phosphoricum und Silicea sind die Hauptmittel bei Haarausfall.

- Natrium chloratum
  Ist das Hauptmittel bei Haarausfall und Kopfschuppen.
- Kalium phosphoricum
  Bei kreisrundem Haarausfall oder Haarausfall an begrenzten Stellen.
- Silicea
  Betrachte dazu das Mittelbild.

Halsschmerzen – Mandelentzündung

- Ferrum phosphoricum
  Ist sofort am Beginn bei den ersten Zeichen einer Entzündung anzuwenden. Der Hals ist rot, die Mandeln sind rot und geschwollen. Es herrschen starke Hals- und Schluckschmerzen. Es heilt die Heiserkeit nach Überanstrengung (siehe noch Kalium phosphoricum).
- Natrium phosphoricum
  Wenn die Mandeln stark entzündet sind und eitern (siehe noch Silicea). Die Mandeln sind gelb belegt.
- Kalium chloratum
  Bei einem zähen, dicken weißen Schleim. Die Mandeln haben einen weißen Belag und sind stark geschwollen. Es ist aber noch kein Eiter vorhanden.
- Silicea
  Bei Eiter (mit Natrium phosphoricum).
- Magnesium phosphoricum
  Ist das Heilmittel mehr bei chronischer Mandelgeschwulst (siehe noch Natrium phosphoricum)
- Natrium chloratum
  Bei glasigem Belag und viel Mundspeichel.
- Calcium fluoratum
  Wenn der eitrige Durchbruch zögert und die Mandeln sehr hart sind.

Hämorrhoiden

- Calcium fluoratum und Silicea
  Sind die Hauptmittel, da sie das Bindegewebe straffen und festigen und dadurch die Gefäßwände stärken. Beide müssen lange eingenommen werden.

- Ferrum phosphoricum
  Wenn die Knoten entzündet sind. Die Hämorrhoiden sind heiß und ganz stark schmerzhaft.
- Magnesium phosphoricum
  Bei starken Schmerzen, wenn keine Entzündung herrscht.
- Natrium chloratum
  Bei starker Schleimabsonderung.
- Natrium sulfuricum
  Bei starken Verdauungsbeschwerden wie: Blähungen, Bauchkollern, Verstopfung, morgendlicher Durchfall, Ödemen …
- Silicea
  Wenn der Stuhl bei der Toilette zurückschlupft.

Haut

- Natrium chloratum
  Bei welker Haut.
- Calcium fluoratum
  Bei rauer Haut.
- Natrium phosphoricum
  Bei fettiger Haut.
- Calcium phosphoricum
  Bei Kältegefühl.
- Natrium chloratum, Natrium phosphoricum und Silicea
  Bei dünner Haut.

Hautausschläge

Ausschlag, Absonderungen, Flechten, Ekzeme

NÄSSENDER AUSSCHLAG

Die Hauptmittel bei nässendem Ausschlag sind: Natrium chloratum, Natrium sulfuricum und Natrium phosphoricum. Die Unterscheidung ergibt sich aus der Farbe der Absonderung.

BLÄSCHENAUSSCHLAG

Die Entscheidung, welches Mittel eingenommen werden soll, gibt die Farbe des Exsudats oder die Farbe des Inhalts der Hautbläschen.

- Natrium chloratum
  Wässrig, klar, scharf und wundmachend.
- Kalium phosphoricum
  Jauchig, stinkend und blutig.
  Es ist das Hauptmittel bei Nesselausschlag.
- Silicea und Natrium phosphoricum
  Eitrige Entzündung.
- Natrium phosphoricum
  Gelb, eitrig, wie Honig.
- Natrium sulfuricum
  Wässrig, grünlich.
- Calcium phosphoricum
  Klar, eiweißartig.
- Kalium chloratum
  Weiß-weißgrau.

TROCKENER AUSSCHLAG

Schuppen und Borken

- Natrium chloratum
  Weiße Schuppen.
- Natrium phosphoricum
  Honiggelbe Krusten.
- Natrium sulfuricum
  Gelbgrüne Krusten.
- Kalium chloratum
  Weißgraue Krusten, mehlartig.
- Kalium phosphoricum
  Jauchig, schmierig, stinkend, Schuppen oder Kruste.
- Calcium fluoratum
  Harte Kruste, Hautrisse, Haut juckt bei Zimmerwärme, viel Hornhaut.
- Kalium sulfuricum
  Viel Hautabschuppung auf klebrigem Grund, Abschuppung nach Krankheiten.

Hautausschlag nach dem Impfen

- Kalium chloratum und Natrium phosphoricum

Sind die Hauptmittel, wenn nach der Impfung ein Hautausschlag auftritt. Sie können im Wechsel eingenommen werden.

Die Anwendung weiterer Mittel richten sich nach der Absonderung von Schleim (gelb, grün, wässrig, glasig, schleimig, eitrig und schuppig … siehe Schleimhautabsonderungen).

Hautjucken

- Magnesium phosphoricum
  Ist das Hauptmittel.
- Natrium sulfuricum
  Bei starken Verdauungsstörungen. Der Körper ist mit Schlacken überladen. Es ist das Heilsalz bei Bläschen mit gelbem, wässrigem Inhalt oder allgemeiner Wassersucht, Ödemen.
- Natrium chloratum
  Es ist das Heilmittel bei Bläschen mit klarem, wasserhellem Inhalt.
- Kalium phosphoricum
  Ist das Heilsalz bei psychischem, nervösem Jucken (mit Magnesium phosphoricum).
- Kalium sulfuricum
  Bei Sauerstoffmangel. Verlangen nach Luft, abendliche Verschlimmerung, Leberstörungen.
- Calcium fluoratum
  Wenn die Geschmeidigkeit der Haut gestört ist.
- Calcium phosphoricum
  Hautjucken bei schwächlichen, blassen Personen. Das Jucken tritt vor allem nachts auf.

- Natrium phosphoricum
  Saurer Durchfall oder Stuhl, saurer Körperschweiß, Sodbrennen.
- Silicea
  Hautjucken im Alter.

Heiserkeit

- Ferrum phosphoricum und Kalium phosphoricum
  Sind die Heilmittel, wenn die Heiserkeit durch Überanstrengung auftritt.
- Kalium chloratum
  Ist die Heiserkeit durch eine Erkältung entstanden, dann ist Kalium chloratum das Hauptmittel.

Herzklopfen

- Ferrum phosphoricum
  Bei Herzklopfen nach körperlicher Anstrengung und Hitze im Gesicht oder kalten Füßen.
- Kalium chloratum
  Wenn das Herzklopfen durch Bewegung verschlimmert wird oder nur bei Bewegung auftritt.
- Natrium chloratum
  Bei kalten Händen und Füßen oder bei gedunsenem Gesicht (siehe Mittelbild). Das Einschlafen oder Kribbeln der Hände oder Füße ist ein sicheres Zeichen einer Natrium-chloratum-Störung.
- Kalium phosphoricum
  Ist das Hauptmittel bei nervösem Herzklopfen, bei Depression und Gedächtnisschwäche.
- Magnesium phosphoricum
  Bei nervösem Herzklopfen.
- Kalium sulfuricum
  Wenn die Beschwerden vor allem in der Nacht auftreten. Das Herzklopfen wird in geschlossenen Räumen schlimmer und in der frischen Luft besser.

Herzkrämpfe

Die Hauptmittel sind Magnesium phosphoricum, Kalium phosphoricum und Calcium phosphoricum.

- Magnesium phosphoricum
  Entkrampft die Herzmuskulatur. Es ist das Heilsalz bei starker innerer Unruhe.
- Kalium phosphoricum
  Wenn eine depressive, nervöse, ängstliche Stimmung die Herzbeschwerden begleitet. Es ist das wichtigste Herzstärkungsmittel. Herzbeschwerden mit großer Schwäche.

- Calcium phosphoricum

  Bei Blutarmut und schwachen Menschen. Es beruhigt und kräftigt die Herztätigkeit.

Heuschnupfen

- Natrium chloratum

  Ist das Hauptmittel.

Weitere Mittel richten sich nach auftretenden Symptomen (Entzündung, Schleim …)

Husten

Die Hauptmittel sind Ferrum phosphoricum, Kalium chloratum und Magnesium phosphoricum.

- Ferrum phosphoricum

  Bei einer akuten Entzündung der Bronchien, wenn der Husten sehr schmerzhaft und krampfartig ist, heilt Ferrum phosphoricum.

- Kalium chloratum

  Wenn das Ferrum nicht ausreicht und die Entzündung (der Husten) nicht weichen will, folgt die Anwendung von Kalium chloratum. Das Hauptzeichen für die Anwendung von Kalium chloratum ist der festsitzende weiße, undurchsichtige Schleim. Er löst sich nur ganz schwer.

- Magnesium phosphoricum

  Ist das Heilmittel beim echten krampfhaften Husten.

WEITERE MITTEL

- Ferrum phosphoricum und Natrium chloratum

  Sind die Hauptmittel bei Kitzelgefühl im Hals und hartnäckigem trockenem Hustenreiz.

- Calcium phosphoricum und Magnesium phosphoricum

  Beim krampfhaften, oft hintereinander schwächenden Husten. Der Husten kommt vor allem nachts.

- Natrium chloratum

  Ist das Heilmittel, wenn der Schleimhusten abends, beim Hinlegen ins Bett kommt (siehe noch Magnesium phosphoricum). Der Schleim ist glasig, fadenziehend und durchsichtig.

- Calcium fluoratum

  Ist der Husten hart und bellend, dann heilt Calcium fluoratum.

Ansonsten wird die Unterscheidung anhand des Schleims getroffen:

- Kalium chloratum

  Weiß-weißgrauer Schleim

- Natrium chloratum
  Wässrig, durchsichtiger, glasiger, wie gekochte Stärke aussehender Schleim
- Natrium sulfuricum
  Gelbgrüner Schleim
- Kalium sulfuricum
  Gelber Schleim
- Natrium phosphoricum und Silicea
  Gelbe, eitrige Absonderung
- Calcium fluoratum
  Auswurf von gelblichen Kügelchen (wie Hirsekörner)

Impfung

- Kalium chloratum
  Ist das Hauptmittel zur Vorbeugung vor Impfschäden. Es sollte drei Wochen vor und noch einige Zeit nach der Impfung im Wechsel mit Silicea eingenommen werden (ansonsten siehe Hautausschlag nach der Impfung).

Insektenstich

- Natrium chloratum
  Ist das Hauptmittel bei allen Insektenstichen. Es sollte innerlich und äußerlich angewendet werden.

Kälte

- Natrium chloratum und Silicea
  Sind die Hauptmittel zu Anregung der Wärmeproduktion im Körper.
- Ferrum phosphoricum
  Heilt, wenn Kälte die Schmerzen bessert.
- Kalium sulfuricum
  Kälte, kühle, frische Luft bessert die Beschwerden. Wärmeanwendungen, warme Räume verschlechtern Schmerzen und Beschwerden.
- Kalium chloratum
  Die Schmerzen werden besser durch Wärme und schlechter durch Kälte. Bewegung verschlimmert die Schmerzen. Morgens alles schlimmer.
- Magnesium phosphoricum
  Es besteht ein starkes Verlangen, Wärme aufzulegen (Wärmflasche). Massieren verbessert, leise Berührung verschlimmert die Beschwerden.

Keuchhusten

Die Hauptmittel sind Ferrum phosphoricum, Kalium chloratum und Magnesium phosphoricum.

- Ferrum phosphoricum
  Ist das Heilmittel für die Entzündung. Es ist das Mittel am Anfang der Erkrankung.
- Magnesium phosphoricum
  Ist das Heilsalz für den nervösen Husten.
- Kalium chloratum
  Wenn der Schleim weiß ist oder sich ganz schwer löst.
- Kalium sulfuricum
  Wenn der Schleim gelb ist.
- Natrium chloratum
  Wenn der Schleim durchsichtig, glasig ist.

Eventuell kommen noch Kalium phosphoricum oder Calcium phosphoricum in Betracht, wenn Symptome dies anzeigen.

Knochenbruch

- Ferrum phosphoricum
  Sollte bei allen Verletzungen, Schmerzen und Entzündungen eingenommen werden.
- Calcium phosphoricum
  Ist anschließend das Hauptmittel für die Knochenheilung.
- Kalium chloratum
  Es ist das Hauptmittel, wenn die entzündliche Schwellung mit dem Eisen nicht vergeht.
- Natrium sulfuricum
  Heilt, wenn eine teigige Schwellung vorhanden ist.

Kopf- und Gesichtsschmerzen

Die Hauptmittel bei Kopfschmerzen sind: Ferrum phosphoricum, Magnesium phosphoricum, Kalium phosphoricum, Natrium chloratum und Kalium sulfuricum!

- Ferrum phosphoricum
  Die Schmerzen stechen, drücken, sind oft klopfend wie der Puls. Sie werden beim Bücken schlimmer. Jede Bewegung verschlimmert die Schmerzen. Das Eisen ist auch das Heilmittel, wenn Kopfschmerzen mit Hitze und Röte auftreten oder wenn Speisen erbrochen werden. Ferrum phosphoricum ist das Hauptmittel bei Kopfschmerzen kleiner Kinder!
- Magnesium phosphoricum
  Die Schmerzen sind lebhaft, schießend, stechend, kommen und gehen und wechseln oft die Stelle. Es sind krampfhafte Schmerzen, Migräneattacken, Regelschmerzen. Sie werden durch Druck und Wärme besser.
- Kalium phosphoricum
  Ist das Heilmittel bei nervösen Schmerzen. Sie treffen vor allem

blasse, reizbare, empfindliche Menschen. Die Schmerzen sind sehr heftig und anschließend folgt eine große Schwäche und Erschöpfung. Weiters können die Schmerzen mit einer depressiven Stimmung, mit Mundgeruch, bei nervösen Kindern, nach geistiger Überanstrengung, bei Stress, nach Kummer und nach Ärger auftreten.

- Natrium chloratum
  Ist das Hauptmittel, wenn die Schmerzen von starkem Tränenfluss und Speichel begleitet sind. Die Zunge ist hellschleimig belegt, der Stuhlgang ist träge (Verstopfung). Oft sind die Schmerzen morgens schlimmer und treten nach geistiger Überanstrengung (siehe Kalium phosphoricum) auf. Ein starkes Salzverlangen ist ein Hinweis auf das Mittel.
- Kalium sulfuricum
  Ist das Heilmittel, wenn sich die Schmerzen in warmen Räumen und abends verschlimmern. Sie bessern sich in freier, frischer, kühler Luft.
- Silicea
  Sind auf der Kopfhaut erbsengroße Knötchen tastbar, ist Silicea das Heilmittel.
- Natrium sulfuricum
  Viele Verdauungsbeschwerden, Blähungen und Bauchkollern begleiten die Kopfschmerzen. Der Mundgeschmack ist bitter. Oft treten morgens chronische Durchfälle auf.
- Natrium phosphoricum
  Ist das Mittel bei Säureüberschuss. Siehe das Mittelbild!
- Calcium phosphoricum
  Schwäche, Blutarmut, mit Kribbeln, Kopfschmerzen älterer schwacher Menschen. Kopfschmerzen von Kindern im Wachstumsalter.

Kopfschmerzen und Erbrechen

- Natrium sulfuricum
  Schmerzen mit Erbrechen von Galle.
- Natrium chloratum
  Schmerzen mit Erbrechen von durchsichtigem Schleim.
- Ferrum phosphoricum
  Schmerzen mit Erbrechen von Speisen.
- Kalium chloratum
  Schmerzen mit Auswürgen von weißem, undurchsichtigem Schleim.

Krämpfe aller Art

Die Hauptmittel sind Magnesium phosphoricum, Calcium phosphoricum und Kalium phosphoricum.

- Magnesium phosphoricum
  Ist das Heilmittel für die akuten Krampfzustände.
- Calcium phosphoricum
  Krämpfe von schwachen, blutarmen und blassen Menschen. Es ist das Mittel, wenn Kinder beim Zahnen Krämpfe haben. Die Krämpfe sind mit Kribbeln, Taubheit und Kältegefühl verbunden.
- Kalium phosphoricum
  Bei blassen, weinerlichen, reizbaren und ängstlichen Menschen. Es ist das Hauptmittel, wenn die Krämpfe lange Zeit anhalten.
- Silicea
  Bei Krämpfen, die vor allem in der Nacht auftreten. Es wird mehr bei chronisch auftretenden Krämpfen angewendet (siehe Mittelbild).

Kropf

- Magnesium phosphoricum
  Ist das Hauptmittel.
- Calcium fluoratum
  Bei Verhärtungen.

Masern

- Ferrum phosphoricum und Kalium chloratum
  Die Mittel können am Beginn eventuell im Wechsel einnehmen.
- Kalium sulfuricum
  Ist das Heilsalz für das Abheilungsstadium der Erkrankung. Es unterstützt den Abschuppungsprozess.
- Natrium chloratum und Kalium phosphoricum
  Bei hohem Fieber und dramatischeren Verlauf der Erkrankung.
- Calcium phosphoricum und Natrium chloratum
  Zur Nachbehandlung, um den Körper wieder aufzubauen (Regeneration).

Menstruationsschmerzen

- Magnesium phosphoricum
  Ist das Hauptmittel für alle Schmerzen vor und während der Menstruation. Am wirkungsvollsten ist die Anwendung der »heißen Sieben«.
- Kalium phosphoricum
  Hilft vor allem bei Schmerzen blasser, reizbarer und weinerlicher Personen.

- Ferrum phosphoricum
  Bei Schmerzen mit Hitze im Gesicht und Gesichtsröte.

Milchabsonderung

- Natrium sulfuricum
  Vermindert die Milch.
- Calcium phosphoricum
  Vermehrt die Milch.
- Natrium chloratum
  Ist das Heilmittel, wenn die Milch bläulich und wässrig ist.

Milchschorf kleiner Kinder

Die zwei Hauptmittel sind:

- Natrium phosphoricum
  Ist das Hauptmittel für Neugeborene.
- Kalium sulfuricum
  Wenn starke Hautabschuppung auf klebrigem Untergrund ist.

Mumps

- Kalium chloratum
  Ist das Hauptmittel für die Schwellung.
- Natrium chloratum
  Bei reichlichem Speichelfluss.
- Ferrum phosphoricum
  Bei niedrigem Fieber.
- Kalium phosphoricum
  Bei hohem Fieber und Mundgeruch oder bei stinkendem Eiter.
- Silicea und Natrium phosphoricum
  Wenn Eiter aufkommt.
- Calcium fluoratum
  Ist das Heilmittel, wenn Verhärtungen auftreten.

Muskelkater

- Ferrum phosphoricum
  Ist das Hauptmittel gleich beim Auftreten des Muskelkaters.

Wenn die Wirkung ausbleibt, unterscheide nach dem Schmerzcharakter.

Nackenschmerzen

- Natrium phosphoricum und Silicea
  Sind die Hauptmittel.
- Ferrum phosphoricum
  Bei Schmerzen mit heißem Kopf
- Kalium phosphoricum und Natrium chloratum
  Bei Gemütsverstimmung.

Nagelkrankheiten

- Silicea

  Ist das Hauptmittel bei allen Arten von Erkrankungen der Nägel wie: Brüchigkeit, Risse, Gelbwerden, Verdickung und Verkrüppelung ... Das Nebenmittel ist Calcium fluoratum.
- Calcium phosphoricum

  Ist das Hauptmittel bei Fingernägelkauen.

Nierenkrankheiten

- Ferrum phosphoricum und Natrium phosphoricum

  Sind die Hauptmittel bei der akuten Nierenentzündung. Das Fieber ist niedrig.
- Kalium phosphoricum

  Bei Fieber über 39 Grad.
- Magnesium phosphoricum

  Ist das Hauptmittel bei ganz starken Schmerzen, wenn das Ferrum nicht hilft. Es treten schmerzhafte Koliken auf.
- Kalium sulfuricum, Calcium phosphoricum, Kalium phosphoricum, Natrium chloratum

  Sind die wichtigsten Mittel, wenn Eiweiß im Urin ist. Die allgemein hervortretenden Symptome bestimmen, welches Mittel angewendet werden soll (siehe die Mittelbilder).
- Calcium phosphoricum

  Ist das Hauptmittel bei Eiweiß im Urin.
- Kalium phosphoricum

  Ist das Heilmittel, wenn die Krankheit von einer nervösen, gereizten und depressiven Stimmung begleitet ist. Es herrscht eine große Schwäche oder hohes Fieber.
- Kalium sulfuricum

  Ist das Heilmittel, wenn Eiweißharnen nach einer schweren Krankheit auftritt (Scharlach).
- Natrium chloratum

  Siehe Mittelbild.

Ohrenentzündung

- Ferrum phosphoricum

  Ist das Heilmittel für die akute Entzündung. Der Blutandrang führt zu Schmerzen, Ohrgeräuschen und Schwerhörigkeit.
- Kalium sulfuricum

  Ist das Heilsalz, wenn gelbe Flüssigkeit aus dem Ohr fließt.
- Silicea und Natrium phosphoricum

  Wenn dicker Eiter aus dem Ohr fließt.

- Kalium chloratum und Natrium chloratum
  Wenn die entzündliche Schwellung zu Schwerhörigkeit führt.
- Kalium phosphoricum
  Wenn der Ausfluss stinkend, schmierig ist. Die Krankheit nimmt einen schweren Verlauf.
- Calcium fluoratum und Silicea
  Wenn Verhärtungen zu Schwerhörigkeit führen.
- Magnesium phosphoricum, Kalium phosphoricum, Calcium phosphoricum
  Sind die Heilmittel bei nervösen Schmerzen. Bohrende stechende Schmerzen heilt Magnesium phosphoricum, Schmerzen mit depressiver, gereizter, nervöser Stimmung heilt Kalium phosphoricum, Schmerzen in den Knochen heilt Calcium phosphoricum. Zur weiteren Unterscheidung vergleiche die Mittelbilder!
- Calcium phosphoricum, Natrium phosphoricum, Silicea, Kalium phosphoricum
  Sind wichtig bei chronischen Entzündungen der Ohren kleiner Kinder.

Röteln

- Ferrum phosphoricum
  Das Mittel, oft genommen, reicht meist aus.

Rückenschmerzen und Hexenschuss

- Ferrum phosphoricum und Natrium phosphoricum
  Sind die Hauptmittel beim akuten Hexenschuss.
- Kalium phosphoricum und Magnesium phosphoricum
  Heilen den nervösen Rückenschmerz. Die Schmerzen sind heftige Nervenschmerzen.
- Ferrum phosphoricum
  Bei entzündlichen Rückenschmerzen.
- Natrium phosphoricum und Silicea
  Bei rheumatischen, gichtischen Rückenschmerzen.
- Calcium fluoratum und Silicea
  Bei Rückenschmerzen durch Gewebeschwäche. Es stärkt die Bandscheiben und macht sie geschmeidig, wenn sie abgenützt sind. Es sind die Heilsalze bei chronischen Schmerzen mit Abnutzungserscheinungen.

Scharlach

- Ferrum phosphoricum und Kalium chloratum
  Sind die Hauptmittel. Sie sind für das akute Krankheitsstadium zuständig.
- Kalium sulfuricum
  Es ist das Heilmittel, wenn nach Scharlach Wassersucht auftritt.
- Kalium phosphoricum
  Ist anzuwenden, wenn ein schweres Krankheitsbild vorherrscht, wie hohes Fieber oder kraftlose apathische Zustände.

Ansonsten siehe unter Schwäche.

Schlaflosigkeit

Die Hauptmittel sind Kalium phosphoricum, Magnesium phosphoricum und Ferrum phosphoricum. Alle anderen Mittel sind zweitrangig und richten sich nach den jeweils hervortretenden Symptomen.

- Kalium phosphoricum
  Ist das Mittel für die nervöse Schlaflosigkeit. Der Stress und die Hektik sind der Grund für die starke nervöse Unruhe. Die Zeichen sind: nervös, ängstlich, depressiv; gereizt, nächtliches Aufschrecken, schlaflos nach geistiger Überanstrengung. Dieses Mittel sollte tagsüber (bis 18 Uhr) eingenommen werden Es macht am Abend munter.
- Ferrum phosphoricum
  Herrscht Blutandrang (Hitze) zum Kopf, und hat man dabei kalte Füße, ist Eisen das Heilmittel.
- Magnesium phosphoricum ist das Hauptmittel, wenn Kalium phosphoricum versagt.
  Magnesium phosphoricum beruhigt die Nerventätigkeit und ermöglicht einen erholsamen Schlaf. Magnesium phosphoricum ist als »heiße Sieben« ein guter Schlaftrunk. Es sollte die letzte Stunde vor dem Schlafengehen langsam getrunken werden.

WEITERE MITTEL

- Calcium phosphoricum und Natrium chloratum
  Bei bleichsüchtigen und schwächlichen Personen.
- Natrium chloratum
  Ist das Heilsalz, wenn man am Tage schläfrig ist, und nachts ruhelos ist. Es ist wichtig, wenn der Wasserhaushalt gestört ist (siehe Mittelbild).
- Silicea
  Ist wichtig, wenn beim Einschlafen die Beine zucken.

- Natrium phosphoricum und Silicea
  Sind die Mittel bei Harnsäureüberschuss.

Schleimhautabsonderungen

Bei allen Schleimhauterkrankungen sind die Farbe und die Konsistenz des abgesonderten Schleims zu beachten. Die Natur will uns durch die Unterschiede die verschiedenen Zustände zeigen! Sie zeigen, welches Mittel zu wählen ist (bei Schnupfen, Husten, Nebenhöhlenentzündungen …).

Ferrum phosphoricum
Sofort einnehmen, wenn man merkt, dass man krank wird. Es ist das Heilmittel, wenn noch keine Absonderung auftritt. Die Schleimhaut ist trocken und heiß. Sie kann auch geschwollen sein. Kälte bessert die Beschwerden. Der Schmerz ist pochend, klopfend und sehr stark.

Ist der Schleim

- Zäh, dick, weiß, weißgrau, undurchsichtig
  Kalium chloratum
- Goldgelb
  Natrium phosphoricum
- Gelbschleimig
  Natrium sulfuricum
- Grün, wässrig
  Natrium sulfuricum
- Hell-wässrig, durchsichtig, ätzend
  Natrium chloratum
- Glasig
  Natrium chloratum
- Eitrig
  Natrium phosphoricum und Silicea
- Sehr stinkend, schmierig
  Kalium phosphoricum
- Wund machend
  Natrium chloratum und Kalium phosphoricum
- Eiweißartig (wie das Klare vom Ei)
  Calcium phosphoricum

Schmerzen

- Ferrum phosphoricum
  Heilt Schmerzen, die während der Bewegung oder bei der Bewegung verschlimmert werden (siehe Kalium chloratum). Die Schmerzen sind pochend, dem Puls ähnlich und mit Hitze (der Schmerzort ist rot und heiß) verbunden. Es herrscht ein Entzündungsschmerz. Kälte bessert daher die Beschwerden.
- Kalium chloratum
  Ist das Heilmittel bei Schmerzen, die sich bei Bewegung verschlimmern oder nur bei Bewegung empfunden werden. Wärme bessert die

Schmerzen. Öfters ist eine Schwellung vorhanden.

- Kalium phosphoricum

  Die Schmerzen haben einen lähmenden Charakter. Sie sind kraftlos. Die Schmerzen sind am schlimmsten am Beginn der Bewegung (beim Aufstehen nach dem Sitzen), bessern sich bei fortlaufender Bewegung und verschlimmern sich bei Anstrengung. Es sind oft die Schmerzen bei empfindlichen, reizbaren, depressiven und nervlich angeschlagenen Menschen.

- Calcium phosphoricum

  Heilt Schmerzen mit Taubheit, Kribbeln und Kältegefühl. Sie verschlimmern sich nachts und in Ruhe. Es sind meist die Schmerzen älterer und schwacher Menschen.

- Magnesium phosphoricum

  Die Schmerzen sind stechend, lebhaft, schießend, bohrend und wechselnd in Lokalisation und Intensität. Sie bessern sich bei Wärme (Wärmflasche) und Druck (Zusammenkrümmen).

- Kalium sulfuricum

  Ist das Heilmittel bei wandernden Schmerzen, die sich am Abend und in geschlossenen warmen Räumen verschlechtern. Sie bessern sich in der frischen kühlen Luft. Wärme allgemein verschlechtert den Schmerz.

Ansonsten suche nach weiteren Hinweisen!

Schmerzen beim Zahnen der Kinder

- Calcium fluoratum und Calcium phosphoricum

  Sind die Hauptmittel. Sie unterstützen die Zahnbildung und den Zahndurchbruch.

- Ferrum phosphoricum

  Ist das Heilmittel, wenn gleichzeitig Fieber aufkommt oder wenn beim Zahnen die Krämpfe mit Fieber begleitet werden.

- Magnesium phosphoricum und Calcium phosphoricum

  Bei Krämpfen ohne Fieber.

- Natrium chloratum

  Ist das Heilmittel, wenn sich viel Speichel bildet. Der Speichel rinnt aus dem Mund.

- Magnesium phosphoricum

  Bei Krämpfen aller Art (Krampfhusten, Bauchkrämpfen …)

Tritt Durchfall auf, siehe dort!

Schnupfen

Die drei wichtigsten Mittel bei Schnupfen sind: Ferrum phosphoricum für die Entzündung, Kalium chloratum wenn der Schnupfen festsitzt, Natrium chloratum wenn die Nase rinnt!

- Ferrum phosphoricum
  Ist immer das Anfangsmittel.
- Stockschnupfen
  Das Hauptmittel zum Lösen des Schleims ist Kalium chloratum. Als zweites Mittel ist noch Natrium phosphoricum wichtig.
- Fließschnupfen
  Natrium chloratum ist das Hauptmittel beim Fließschnupfen. Das Sekret ist wässrig, hellschleimig, ätzend, glasig. Die Nase ist wund (siehe eventuell noch Kalium phosphoricum).

ABSONDERUNGEN

- Kalium sulfuricum
  Ist das Heilmittel bei gelbem Schleim (ockerfarben), bei fortgeschrittenem Stadium oder Ausheilungsstadium des Schnupfens.
- Natrium phosphoricum und Silicea
  Heilen den Schnupfen, wenn der Schleim eitrig, dick, goldgelb und rahmartig ist.
- Natrium sulfuricum
  Ist das Heilmittel bei grünem Schleim.
- Natrium chloratum und Kalium phosphoricum
  Sind die Hauptmittel, wenn das Sekret die Nase wund macht.

WEITERE HINWEISE

- Ferrum phosphoricum
  Ist das erste Mittel beim Auftreten eines Schnupfens, vor allem, wenn ein leichtes Fieber (bis 39 Grad) auftritt.
- Kalium phosphoricum
  Ist das Heilmittel, wenn das Fieber steigt und eine große Schwäche den Körper trifft oder wenn das Niesen in der frischen Luft verstärkt auftritt.
- Magnesium phosphoricum
  Bei krampfartigem Niesen.
- Kalium sulfuricum
  Die Absonderung ist gelbschleimig, braun-gelblich. Der Schnupfen bessert sich in der frischen Luft und verschlechtert sich in geschlossenen warmen Räumen und am Abend.
- Calcium phosphoricum
  Bei mildem eiweißartigem Ausfluss. Es ist eher der chronische Schnupfen geschwächter Menschen oder der Kinder im Wachstumsalter.

Schwäche allgemein

- Calcium phosphoricum und Natrium chloratum
  Sind die Hauptmittel für alle Schwächezustände.
- Kalium phosphoricum
  Ist das Hauptmittel bei nervlicher Schwäche.

Schwäche bei einer Krankheit

- Natrium chloratum
  Wenn bei einer Erkrankung wässrige Ausscheidungen (Durchfall, Erbrechen und Speichelfluss) auftreten, ist Natrium chloratum das Heilmittel. Ein weiterer Hinweis auf eine Natrium-chloratum-Störung ist, wenn der Mund stark ausgetrocknet ist.
- Kalium phosphoricum
  Ist das Heilsalz bei sehr stinkenden Ausdünstungen oder Ausscheidungen (Stuhl, Mundgeruch, Durchfall, stinkende Blähungen).

Schwäche nach einer Krankheit

- Calcium phosphoricum
  Ist das Hauptmittel zur Regeneration von Krankheiten.
- Ansonsten siehe noch Natrium chloratum und Kalium phosphoricum.

Schweiß

- Natrium phosphoricum und Silicea
  Wenn der Schweiß sauer und scharf ist.
- Natrium chloratum und Silicea
  Wenn der Schweiß klar, wässrig und muffig ist.
- Silicea und eventuell Kalium phosphoricum
  Wenn der Schweiß sehr stark stinkt.
- Calcium phosphoricum
  Wenn der Schweiß nur an bestimmten Körperstellen auftritt.
- Natrium chloratum
  Wässriger Schweiß an Achseln und Handflächen.
- Kalium phosphoricum
  Schweiß bei nervöser Erregung oder nach Erschöpfungszuständen.

Schwindel

- Kalium phosphoricum
  Ist das Hauptmittel bei nervösem Schwindel.
- Ferrum phosphoricum
  Ist das Heilmittel bei Durchblutungsstörung.

Wenn der Schwindel in Verbindung mit Verdauungsbeschwerden auftritt, so können der Zungenbelag (siehe

Bauchbeschwerden) oder andere Symptome den entscheidenden Hinweis geben.

Stress und Nervosität

Kalium phosphoricum und Magnesium phosphoricum sind die Hauptmittel.

- Kalium phosphoricum
  Es ist das Mittel für die nervöse Schwäche. Die Zeichen sind: reizbar, nervös, schlaflos, überempfindlich gegen alle Art von Reizen, depressiv, melancholisch, introvertiert, ärgerlich, aggressiv und lichtempfindlich.
- Magnesium phosphoricum
  Ist das Hauptmittel bei nervöser Schlaflosigkeit und innerer Unruhe. Vor dem Schlafengehen 5 bis 10 Tabletten in heißem Wasser aufgelöst langsam trinken. Jeden Schluck etwas im Mund lassen.
- Natrium chloratum und Kalium phosphoricum
  Sind die Hauptsalze, um die Nervenschwäche zu stärken.
- Silicea und Natrium phosphoricum
  Sind die Nerven gereizt und überempfindlich, heilen diese Salze.

Unterschenkelgeschwüre

- Natrium sulfuricum und Natrium chloratum
  Sind die Hauptmittel.

Farbe des Urins

- Ferrum phosphoricum
  Wenn Blut im Urin ist (Arzt!).
- Kalium chloratum
  Wenn weißer, weißgrauer Schleim im Urin ist.
- Kalium phosphoricum
  Bei scharf riechendem Urin (eventuell noch Natrium phosphoricum und Natrium sulfuricum). Es ist das Heilsalz, wenn hohes Fieber über 39 Grad aufkommt oder die Erkrankung mit einer großen Schwäche und Teilnahmslosigkeit begleitet ist.
- Natrium sulfuricum
  Bei grünlichem Urin. Bei Harnverhalten oder unwillkürlichem Verlust von Urin (Bettnässen).
- Natrium chloratum
  Ist das Heilsalz, wenn beim Urinieren starkes Brennen auftritt. Es zeigt sich ein dicker durchsichtiger, eventuell fadenziehender Schleim.
- Natrium phosphoricum
  Bei eitriger Entzündung.

- Natrium chloratum
- Bei starkem Harndrang, ohne dass viel Harn abgesondert wird.
- Magnesium phosphoricum
  Bei Krämpfen.
- Silicea
  Ist das Hauptmittel bei Nierengrieß.

Ansonsten muss man bei Steinen noch an Natrium phosphoricum und Natrium sulfuricum denken. Magnesium phosphoricum das Heilmittel zur Entspannung des Harnleiters bei Krämpfen (wenn der Stein festsitzt).

Verbrennungen

- Ferrum phosphoricum
  Bei einer leichten Verbrennung mit Röte und Hitze, bei heftigen Schmerzen sollte das Eisen innerlich und äußerlich sehr oft angewendet werden.
- Natrium chloratum
  Ist die Verbrennung stärker, bildet sich eine Blase. Es sind heftige Schmerzen zu spüren.
- Kalium phosphoricum
  Der stärkste Grad der Verbrennung ist, wenn Gewebe abgestorben ist (Verbrennungen dritten Grades). Kalium phosphoricum heilt die Wunde, wenn sie stinkend und schmierig ist.
- Kalium chloratum
  Ist das Heilmittel, wenn die Brandwunde mit einem weißen Exsudat bedeckt ist.
- Silicea
  Wenn die Wunde eitert.
- Calcium fluoratum
  Zur Narbenpflege.

Verletzungen

Ferrum phosphoricum ist das Hauptmittel bei allen Verletzungen. Wenn möglich, sollte es immer innerlich und äußerlich angewendet werden.
Bei Prellung, Verstauchung, Zerrung, Verrenkung, Quetschung, Schnittwunden …

- Ferrum phosphoricum
  Es ist das Hauptmittel und erste Mittel nach einer Verletzung! Es sollte immer so schnell wie möglich nach der Verletzung bei Schmerzen und bei einer akuten Entzündungsreaktion eingenommen werden.
- Kalium chloratum
  Bleibt nach der Anwendung vom Eisen eine Schwellung zurück, die sich nur sehr langsam zurückbildet, ist Kalium chloratum das Heilmittel.
- Kalium phosphoricum
  Wenn eine Wunde sehr stark verunreinigt ist, besteht die Gefahr einer

Infektion, einer Blutvergiftung! (Arzt aufsuchen!). Die Wunde ist schmierig, faulig stinkend. Kalium phosphoricum ist das Heilmittel bei faulenden Wunden.

- Kalium phosphoricum
  Ist das Heilmittel, wenn bei der Verletzung ein Nerv geschädigt worden ist (Lähmung …).
- Calcium fluoratum und Calcium phosphoricum
  Beide sind die Heilmittel, um die Knochenheilung bei Knochenbrüchen und Knochenverletzungen zu fördern. Calcium phosphoricum ist dabei das Hauptmittel.
- Calcium fluoratum
  Ist ein wichtiges Mittel (nach dem Eisen) zur Festigung der Bänder nach Bänderzerrungen, Verstauchungen, Verrenkungen oder wenn Gelenke überbeweglich werden.
- Silicea
  Ist immer das Heilmittel, wenn eine Eiterung auftritt.
- Kalium chloratum
  Wenn die Narbe wulstig wird (eventuell Silicea).
- Calcium fluoratum
  Macht Narben geschmeidig.

Verstopfung

Die Hauptmittel sind: Natrium sulfuricum, Natrium chloratum, Ferrum phosphoricum, Magnesium phosphoricum, Silicea. Hier ist die Betrachtung des ganzen Mittelbildes wichtig!

- Ferrum phosphoricum
  Stärkt die Darmmuskelschwäche und steigert die Darmtätigkeit bei der Trägheit des Stuhlgangs.
- Natrium chloratum
  Ist das Heilmittel bei verminderter Schleimabsonderung. Der Stuhl ist sehr trocken oder mit Schleim überzogen.
- Natrium sulfuricum
  Verstopfung mit vielen Blähungen und oft mit Durchfall im Wechsel. Der Stuhl stinkt stark.
- Natrium phosphoricum
  Bei Säureüberschuss, wenn der Stuhl sauer riecht oder andere sauer riechende Ausdünstungen sich zeigen.
- Silicea
  Ist das Heilmittel, wenn der Stuhl zurückschlüpft. Es herrscht eine Austriebsschwäche.
- Kalium chloratum
  Der Stuhl ist sehr hell. Es wird zu wenig Gallenflüssigkeit gebildet. Die Zunge ist weiß belegt, und fette Speisen werden nicht vertragen

(siehe noch Natrium phosphoricum).

- Magnesium phosphoricum

  Bei Krämpfen oder bei Winden, die keine Erleichterung bringen.

Warzen

- Kalium chloratum

  Es sollte innerlich und äußerlich angewendet werden.
- Natrium sulfuricum

  Ist das zweite Mittel, das Schüßler empfiehlt.

Wehen

- Kalium phosphoricum

  Bei Wehenschwäche.
- Magnesium phosphoricum

  Bei starken Krämpfen. Es unterdrückt in der verdünnten Gabe nicht die Wehen. Es ermöglicht eine gute Muskeltätigkeit.
- Calcium fluoratum

  Bei Erschlaffung der Bänder und des Unterleibs mit mangelhaften Nachwehen. Calcium fluoratum ist wichtig in der Schwangerschaft für die geschmeidigen Bänder. Nach der Geburt macht es die Haut und die Bänder wieder fest.
- Kalium phosphoricum

  Bei allen Lähmungserscheinungen des Unterleibs.

Wetterfühligkeit

- Calcium phosphoricum

  Ist das Hauptmittel bei Beschwerden, die durch Wetterumschwünge auftreten.
- Natrium sulfuricum

  Beschwerden, die durch feuchtes Wetter auftreten.

Wunder Popo bei Kindern

- Natrium phosphoricum und Natrium chloratum

  Sind die Hauptmittel. Zur Unterscheidung siehe die Mittelbilder.
- Kalium phosphoricum

  Bei stinkendem Stuhl oder Durchfall.

Würmer

- Natrium phosphoricum

  Ist das Hauptmittel bei Spulwürmern.

- Natrium chloratum
  Ist das Hauptmittel bei Madenwürmern.

Zahnschmerzen

- Ferrum phosphoricum
  Die Wange ist rot und fühlt sich heiß an. Sie kann auch geschwollen sein. Ist das Heilmittel bei starken Schmerzen, die durch Kälte besser werden, und durch Wärmeanwendung schlimmer werden.
- Natrium chloratum
  Bei Zahnschmerzen mit viel Speichelfluss.
- Kalium chloratum
  Ist das Heilsalz bei geschwollener Wange, wenn bei der Entzündung das Eisen nicht mehr hilft. Reicht Kalium chloratum nicht aus, ist Silicea noch anzuwenden.
- Calcium fluoratum
  Wenn die Geschwulst steinhart wird.
- Magnesium phosphoricum
  Heilt, wenn starke Schmerzen durch Druck besser werden, und Wärme angenehm ist. Die Schmerzen wechseln, kommen und gehen.
- Kalium sulfuricum
  Die Schmerzen sind in der Wärme (im warmen Raum) stärker und in der frischen Luft geringer.
- Kalium phosphoricum
  Wenn das Zahnfleisch schnell blutet.

Nachschlageregister

A

Asthma 76

Aufstoßen 76

Augenkrankheiten 76

B

Bauchbeschwerden 77

Bettnässen 78

Blähungen 79

Blasenentzündung 79

Bluterguss 79

Blutung 80

Brustdrüsenentzündung 80

D

Diabetes 81

Durchfall 81

E

Ekzeme 86

Entzündung 81

Erbrechen 82, 92

Erkältung 82

F

Fieber 83

Fußschweiß 83

G

Gedächtnisschwäche 83

Gehirnerschütterung 83

Gelbsucht 84

Gelenkrheuma 84

Gelenkknacken 84

Gesichtsschmerzen 91

Gicht 84

H

Haare 85

Halsschmerzen 85

Hämorrhoiden 85

Haut 86

Hautausschlag 86

Hautausschlag nach Impfungen 87

Hautjucken 87

Heiße Sieben 28

Heiserkeit 88

Herzklopfen 88
Herzkrämpfe 88
Heuschnupfen 89
Hexenschuss 96
Husten 89

I

Impfung 90
Insektenstiche 90

K

Kälte 90
Keuchhusten 90
Knochenbruch 91
Kopfschmerzen 91, 92
Krämpfe aller Art 93
Krankheit am Beginn 75
Kropf 93

M

Mandelentzündung 85
Magenbeschwerden 77
Masern 93
Menstruationsbeschwerden 93
Milchabsonderung 94
Milchschorf kleiner Kinder 94
Mumps 94
Muskelkater 94

N

Nagelkrankheiten 95
Nackenschmerzen (Schmerzen) 94
Nässender Hautausschlag 86
Nervosität 102
Nierenkrankheiten 95

O

Ohrenentzündung 95

P

Prellung 103

Q

Quetschung 103

R

Röteln 96
Rückenschmerzen 96

S

Scharlach 97

Schlaflosigkeit 97

Schlundbrennen 76

Schleimhauterkrankungen 98

Schmerzen 98

Schnittwunde 103

Schnupfen 100

Schwäche allgemein 101

Schwäche
bei einer Krankheit 101

Schwäche
nach einer Krankheit 101

Schweiß 101

Schwindel 101

Sodbrennen 76

Stress 102

T

Trockener Hautausschlag 87

U

Unterschenkelgeschwüre 102

Urin 102

V

Verbrennung 103

Verletzung 103

Verrenkung 103

Verstauchung 103

Verstopfung 104

W

Warzen 105

Wehen 105

Wetterfühligkeit 105

Würmer 105

Wunder Popo bei Kindern 105

Z

Zahnen der Kinder 99

Zahnschmerzen 106

Zerrung 103

Dankeschön an

- Joachim Broy (gestorben 2003)
  In der Naturheilkundeausbildung in München (1987–1990) war Joachim Broy mein Biochemielehrer. Er hat in mir die Liebe und den Respekt zur Biochemie geweckt! Seit dieser Zeit arbeite ich mit den Schüßlersalzen.
- Leopold Renner (Osteopath)
  Ihm möchte ich am meisten danken. Er hat mir den grenzenlosen Respekt zur inneren und äußeren Natur gelehrt. Ich habe bei ihm Osteopathie, chinesische Medizin und die Renner-Methode® gelernt. Er hat meine Lebensphilosophie am meisten geprägt. (www.renner-methode.de)
- Professor Dr. Yes T.Y. Lim (Feng-Shui-Meister und Gesundheitslehrer)
  Durch die Ausbildung in Akupunktur, Akupressur und chinesische Gesundheitslehre lernte ich viel über die energetische Denkweise und chinesische Medizin. Sie ist heute die Basis meiner ganzen therapeutischen Arbeit in der Praxis und im Leben.

- Ralf Wehrmann und Vibeke Bang (Mentaltrainer)
  Durch sie habe ich den Anstoß, das Buch zu schreiben, in die Tat umgesetzt. Ansonsten wäre es wohl immer ein Traum geblieben.
- Meinen Eltern
  Sie haben mich sehr unterstützt, obwohl sie anfangs gegen meine Ausbildung in Naturheilkunde waren. Ohne sie wäre ich nicht, wo ich heute bin.
- Ein großer Dank an meine Lebensgefährtin Tanja,
  die mich bei meiner Arbeit sehr unterstützt und mir wertvolle Tipps bei der Gestaltung des Buches gegeben hat. Ohne diese Unterstützung und das Verständnis, hätte ich das Buch wohl nie zu Ende gebracht.
- Einen Dank auch an meine Tochter Johanna
- Und all den Menschen und Lehrern, von denen ich lernen durfte.

Danke!

Quellenverzeichnis

Dr. med. Schüßler
»Eine abgekürzte Therapie«
Anleitung zur biochemischen Behandlung der Krankheiten

Joachim Broy
»Die Biochemie nach Dr. Schüßler«

Joachim Broy
schriftliche Aufzeichnungen vom Unterricht

C. W. Hufeland
»Enchiridion medicum«
oder Anleitung zur medizinischen Praxis (1837)